우뇌를 활용하는
뇌내혁명

우뇌를 활용하는 뇌내혁명

우뇌를 사용하면 삶이 바뀐다

하루야마 시게오 지음 · **오시연** 옮김
한설희(건국대학교병원 자문교수) 감수

중앙생활사

감수자의 말

하루야마 시게오 박사가 전작《뇌내혁명》에 이어 후속작을 출간하였다. 하루야마 시게오 박사는 본인이 믿고 또 주장하는 건강한 습관을 생활화함으로써 뇌내 엔도르핀 생성을 극대화할 수 있으며, 이로 인해 누구나 건강한 노년을 누릴 수 있음을 설파하고 있다.

이 책에서는 건강한 생활습관을 실제 사회에 적용하기 위해 그가 도쿄에 선설한 '선상 테마파크'를 활용하여 그의 주장이 이론에 그치지 않고 실현 가능한 일임을 증명해내고 있다.

이 책은 특히 우뇌 활성화가 뇌 건강은 물론 장수와 관련이 있음을 끈기 있게 설명하고 있다. 최신 IT 기술인 가상현실(virtual reality, VR)이 도입되기 전부터 저자가 우뇌 활성화 방법으로 사용하였던 '이미지 트레이닝'을 소개하는데 이는 오늘날 의료계를 포함한 과학계에서 널리 사용하고 있는 VR에 버금가는 방법이었다는 점에서 놀랍다.

저자가 소개하고 있는 우뇌 활성화 방법은 자신이 직접 시행해보고 또 환자에게 적용하여 얻어진 효과를 중심으로 기술해놓은 것이기 때문에 더욱 믿음이 간다.

바야흐로 인생 백세 시대이다. 조금만 건강에 관심을 기울이면 누구나 100세 생일을 맞이할 수 있게 되었다. 하지만 초고령 사회에서는 장수 자체보다는 삶의 질이 중요하다. 하루야마 시게오 박사가 제시하는 우뇌 활성화 방법을 자신의 것으로 만들어 일상생활에 적용해보기를 권한다.

이 책에서는 몸도 마음도 건강한 노년을 맞이할 수 있는 길을 안내해준다. 하지만 책을 읽어 알고 이해하는 것만으로는 부족하다. 반드시 실행이 뒤따라야 한다. '구슬이 서 말이라도 꿰어야 보배'라는 속담도 있지 않은가!

한설희(건국대학교병원 자문교수)

서문

고령화 시대에
건강하게 살기 위한 '실천편'

나의 전작 《뇌내혁명》이 생각지도 못한 베스트셀러의 반열에 올라 정말 놀랐다. 매일 남녀노소를 불문하고 많은 이들이 책을 읽고 나의 생각에 공감하는 편지를 보내오고 있다. 플러스 발상을 하면 뇌에서 뇌내 엔도르핀이 나오고, 그것이 몸과 마음을 바람직한 방향으로 유도한다는 내용이 독자들의 눈을 뜨게 했기 때문일 것이다.

《뇌내혁명》을 읽은 독자들은 나에게 매우 다양한 내용의 편지를 보냈는데, '마음이 밝아졌다', '희망이 솟았다'는 감상이 가장 많았다. 그중에는 '3개월간 책의 내용대로 실천했더니 인생이 바뀌었다'는 편지도 있었다. 또 이 책을 읽고 감동한 독자가 책을 수십 권이나 사서 지인들에게 나누어 주었다는 이야기도 들었다. 입원 중인 환자에게 보내는 선물용으로도 인기가 있다고 한다. 이런 이야기는 나에게 생각지도 못했던 기쁨을 안겨주었다.

나는 어릴 적부터 외할아버지에게 "네가 받은 은혜를 반드시 세상에 갚아서 사람들을 행복하게 하는 존재가 되도록 노력하라"는 말을 들으며 자랐다. 할아버지는 이렇게도 말씀하셨다. "오직 순수한 의식으로 명상을 하여 '방편(方便)'을 실천하거라." 일본어로 '방편(方便)'이라고 하면 방법이나 수단이라는 뜻으로 쓰이지만, 동양사상에서는 '실생활에서 남에게 도움이 되도록 행동하는 것'이라는 의미가 있다.

나는《뇌내혁명》에서 말한 내용을 실천하기 위해 도쿄 신주쿠에 건강 테마파크를 건설했다. 이론과 논리만 개진하고 끝낸다면 나를 키워주신 할아버지의 뜻을 거스르는 일이라 생각했으며, 임상 연구를 하는 의사로서 언행일치를 이루고 싶었기 때문이다. 이곳에서는 병리적 현상은 있으나 아직 증상이 나타나지 않은 상태인 '미병(未病)'이라는 개념을 알리고 그 상태를 개선하는 데 힘쓴다. 고맙게도 나는 이곳을 찾은 이들에게 아낌없는 격려와 칭찬을 받았다.

이 책에서는 뇌내 엔도르핀을 분비하기 위한 우뇌 활용법을 다룬다. 독자의 이해를 돕기 위해 그림과 표도 곁들였다. 또한 올바른 스트레칭(맨손체조)과 워킹 방법을 구체적으로 설명했다.

앞으로 우리 사회는 평균수명이 늘어남에 따라 급속도로 고령화될 것이다. 나는 인간이 125세까지 살 수 있다고 생각하는데, 나이가 들어서도 건강하게 살기 위해서는 여기서 소개하는 실천법이 도움이 되리라 믿는다. 전작 《뇌내혁명》이 이론을 설명한 것이라면 이 책은 그 생각을 바탕으로 실질적으로 도움을 주는 '실천편'이라고 할 수 있다.

마지막으로 이 책을 집필하는 데 도움을 주신 선마크 출판의 우에키 노부타카(植木 宣隆) 편집장님과 사이토 다쓰야(斎藤 竜哉) 씨, 니혼 크리에이트사의 가와키타 요시노리(川北 義則) 씨, 아베 리쓰코(阿倍 律子) 씨에게 진심으로 감사의 말씀을 드린다. 이 책을 쓰면서 참고한 문헌과 자료를 감사의 마음을 담아 끝부분에 실었다.

하루야마 시게오

차례

2장
플러스 발상을 어떻게 할 것인가?

4장

뇌내 엔도르핀을 분비하는 실천법

프롤로그

우뇌를 사용하면 삶이 바뀐다

소리 내어 말하고 영상을 떠올려라

할아버지는 손자인 나를 무척 엄하게 키우셨다. 가업인 동양의학의 대를 잇게 하기 위해 어릴 적부터 나를 의료 현장에 데리고 가셨다. 딱히 무엇을 가르쳐준 것은 아니었지만 나는 항상 할아버지가 환자를 주무르는 모습을 잠자코 지켜봐야 했다.

얼마 동안 그렇게 지켜만 보았는데 어느 날부터인가 할아버지는 내게 환자를 주무르는 일을 시켰다. 환자는 당연히 깜짝 놀랐다. '이런 어린애한테 맡긴다고? 제발 참아줘요'라는 표정이었다. 하지만 할아버지는 주물러야 하는 부위를 먹으로 표시해주었다. 처음에는 손에 힘이 없어서 그 부위를 발로 밟아야 했지만,

어느새 손으로 주무를 수 있게 되었다.

우리 몸의 근육은 일곱 겹으로 이루어져 있다. 근육이 뭉치면 그 부분이 딱딱해진다. 그럴 때는 손가락으로 주물러도 급소(혈)에 닿지 않으므로 나는 한 겹과 두 겹째의 근육이 부드럽게 풀릴 때까지 발뒤꿈치로 밟아가며 문질렀다. 그러면 손가락으로 급소를 찾을 수 있게 된다. 이렇게 급소를 찾아서 그 부위를 누르면 어린아이인 내가 주무르는데도 어른들이 "아야!" 하고 비명을 질렀다. 그때 나는 왠지 모를 성취감을 느꼈다.

나는 차츰 할아버지가 먹으로 표시하지 않아도 환자의 몸을 만지면 어디에 급소가 있는지 알게 되었다. 급소가 나를 부르는 느낌이었다. 그런 식으로 어릴 적부터 동양의학의 기초를 체득했다. 처음에는 어린애가 뭘 하겠나 싶은 눈길로 봤던 어른들도 점차 할아버지가 없을 때는 "잠깐 와서 좀 주물러줘"라며 나를 불렀다.

눈으로 부위를 확인하지 않아도 주무를 수 있을 정도로 능숙해지자 할아버지는 내게 다른 질문을 던졌다. 예를 들어, 정원수가 있는 곳으로 나를 데리고 가서 "나뭇잎은 왜 떨어질까?"라고 물었다. 연못가에서는 이렇게 물었다.

"이건 뭐지?"

"물이요."

"그래. 그럼 물은 뭐지?"

내가 대답이 궁해 입을 다물고 있으면 "답이 생각날 때까지 여기 있거라"고 말하고 나를 남겨두고 가버렸다.

할아버지의 명령은 절대적이었으므로 일단은 가만히 있었지만, 친구들이 놀자고 하면 어린 나는 당연히 도망쳤다. 그런 날에는 호되게 혼나야 했다. 나는 혼나는 것이 싫었으므로 할아버지가 어떤 질문을 하면 반드시 대답을 하려고 노력했다.

그래서 눈앞에 펼쳐지는 모든 일에 대해 나는 '할아버지라면 뭐라고 질문하실까?', '내가 이렇게 답하면 다음에 이렇게 묻겠지? 그래서 내가 또 이렇게 답하면 또 이런 질문을 하시겠지?'라는 식으로 자문자답하게 되었다. 실은 그것이 할아버지가 바라는 바였던 것 같다.

할아버지는 엄격했지만 나를 사랑해주고 정성껏 보살펴주었다. 내가 질문에 대답을 잘하면 "너는 천재로구나!"라며 칭찬을 아끼지 않았다. 그리고 따뜻한 욕조에서 나를 씻겨주거나 할아버지의 품에 안고 체온을 나누어 주었다. 할아버지는 몸집이 컸으므로 나는 고목나무의 매미처럼 쏙 들어갈 수 있었다. 그 따스함은 지금도 생생하게 기억한다.

할아버지는 공부하는 방법도 가르쳐주었다. 어떤 일이든 꼭 한 번에 외우라고 요구했다. 나는 암기를 위한 두 가지 방법을 배웠다. 그중 하나는 소리 내서 외우는 것이다. 나는 할아버지의 가르침을 충실히 따랐다.

학교에서 선생님의 말씀 중 중요하다고 생각되는 부분이 있으면 그 내용을 소리 내어 몇 번이고 중얼거렸다. 선생님과 친구들은 "하루야마, 뭘 그렇게 중얼거려. 시끄럽잖아"라고 불평을 하곤 했다. 하지만 그 덕분에 나는 학창 시절에 따로 예습과 복습을 할 필요가 없었다. 배운 것을 그 자리에서 외웠기 때문이다.

다른 하나는 머릿속에 영상을 떠올리며 외우는 것이다. 이것은 지금도 실천하는 방법이다. 가령 결혼식 주례를 부탁받았다고 하자. 그중에는 잘 모르는 사람인 경우도 있는데, 그런 때 나는 그 사람을 잘 아는 다른 사람에게 그의 성격이 무엇인지 묻는다. 그리고 그와 관련된 에피소드를 들려달라고 한 후 그것을 영화의 한 장면처럼 기억해둔다. 그러면 별도로 원고를 쓰지 않아도 술술 주례사를 할 수 있다.

좌뇌와 우뇌를 균형 있게 사용하자

할아버지의 교육법은 요즘 말로 하자면 '우뇌 교육'이었다. 인간의 대뇌는 좌뇌와 우뇌로 나뉜다. 두 개의 뇌는 각기 다른 역할을 하는데 현대인은 주로 좌뇌를 쓴다. 좌뇌에는 고성능 컴퓨터 못지않은 소프트웨어가 탑재되어 있어서 인간을 성공으로 이끌고, 저명한 인물로 만들어주기도 한다.

학교에서 공부를 잘하는 학생을 보면 좌뇌가 발달한 경우가 많고, 사회에서 출세해 승승장구하며 위로 올라가는 사람들도 대부분 좌뇌를 잘 쓰는 이들이다. 하지만 좌뇌 중심의 삶에는 큰 함정이 있다. 사회적으로 성공하기는 쉽지만 몸이 빨리 노화되어 암이나 생활습관병에 걸리기 쉽다는 것이다.

세상이 풍요로워지고 의학이 놀랄 만큼 발전했다. 하지만 의료비가 줄기는커녕 나날이 늘어나는 것은 좌뇌 중심으로 사는 사람들이 얼마나 많은지를 보여준다. 더욱 나쁜 것은 좌뇌 중심인 사람들이 활약한 결과 물질 만능주의가 득세하고 다툼이 늘어나 지구 환경이 파괴된 것이다. 이것은 좌뇌 중심의 학교 교육이 낳은 폐해라고도 할 수 있다.

현대 사회의 특징은 누가 봐도 좋지 않은 일, 개선해야 한다고 느끼는 일들이 전혀 개선되지 않는다는 것이다. 이 사태를 바로 잡으려면 사회의 틀을 근본부터 바꿔야 한다고들 말한다. 그런데 사람의 사고방식은 바꾸지 않으면서 사회 구조를 바꿀 수 있을까?

그런 의미에서 우리는 우뇌를 더 많이 사용해야 한다. 우뇌를 쓰면 뇌내 엔도르핀이 활발하게 분비된다. 내가 할아버지의 혹독한 가르침을 거스르지 않고 받아들일 수 있었던 것은 힘든 일을 겪은 뒤에는 반드시 기분 좋은 일이 찾아왔기 때문이다. 우뇌를 사용하면 인간은 아무리 괴로운 상황에서도 긍정적으로 사고하며 살 수 있다.

불쾌감을 느끼지 않고 부정적인 생각을 하지 않으면서 살 수 있다면 지금 건강한 사람은 젊음을 유지하며 점점 더 건강해질 것이다. 우뇌를 사용하면 마음이 편안해져 다툼이 적어지는 효과도 있다. 그러면 그냥 두어도 세상은 좋은 방향으로 흘러간다.

그런데 어떻게 해야 우뇌를 더 잘 사용할 수 있을까? 예부터 우뇌를 잘 사용한 사람으로는 승려를 꼽을 수 있는데 그중에는 세상에 이름을 알린 사람도 많다. 하지만 속세에 사는 우리가 그들을 본받아 따라 하기에는 무리가 있다.

현대인 가운데 우뇌를 가장 잘 사용하는 사람을 꼽아보자면 일본 최초로 7관왕의 자리에 올랐던 장기 명인 하부 요시하루(羽生 善治)를 들 수 있다. 대국 중 그의 뇌파를 측정했더니 4분의 3은 우뇌를 사용하고 있었다고 한다. 그는 "한 수 한 수 논리를 쌓아가며 생각하지 않고 국면별로 영상을 그려서 생각한다"고 말했는데 이것이 바로 우뇌 사용법이다.

18세기의 천재 작곡가 모차르트는 역사상 우뇌를 가장 잘 활용한 사람으로 꼽힌다. 그는 "모든 곡은 한순간에 완성된다. 그런 다음에는 그 곡을 악보로 옮기면 된다"고 말했다. 시간 예술인 음악의 전체 형상을 한순간에 떠올리는 능력은 우뇌만이 가능한 일이다.

얼마 전에 가수이자 소설가인 사다 마사시(佐田 雅志) 씨와 이야기한 적이 있는데 그는 하룻밤에 노래를 여섯 곡이나 만든 적이 있다고 한다. 머릿속에 잇달아 떠오르는 가사를 옮겨 쓰는 동안 멜로디도 함께 완성된다고 한다.

우뇌는 이른바 예술적 재능과 관계가 깊다. 연구에 따르면 인간의 뇌는 50세까지 계속 성장하므로 재능 있는 사람은 앞으로도 점점 더 발전할 수 있다. 그런 의미에서 모차르트는 우뇌의 화신과 같은 타고난 천재가 아니었을까?

하부 요시하루의 경우에도 우뇌를 잘 사용하지만 그는 우뇌로

만 사고하는 천재는 아니다. 장기와 같은 논리적인 게임은 좌뇌가 발달하지 않으면 강자의 자리에 오를 수 없기 때문이다. 하부요시하루 명인은 20세까지 좌뇌 영역에 해당하는 실전 데이터를 철저하게 분석 연구했다고 한다. 먼저 좌뇌를 발달시키면서 우뇌도 적절하게 사용한 셈이다. 말하자면 좌우 양쪽을 균형 있게 사용한 것이다. 여러분도 좌뇌와 우뇌를 균형 있게 사용하는 법을 반드시 배우기 바란다.

인간이 태어나고 자라면서 학습과 경험을 통해 얻은 정보와 지식은 모두 좌뇌에 저장된다. 다시 말해 여러분의 좌뇌는 어느 정도 단련되었다고 할 수 있다. 여기에 우뇌를 잘 쓰는 법을 익히면 고통스러운 것이 즐거워지고 뇌내 엔도르핀도 활발하게 분비되어 2배, 3배, 아니 그 이상으로 능력을 발휘할 수 있다.

감정도 좌뇌의 영역인가?

본론으로 들어가기 전에 한 가지 알아둘 점이 있다. 나는 기존의 좌뇌와 우뇌의 기능 분담에 관한 통설, 즉 '좌뇌는 이성, 우뇌는 감정'이라는 설을 좀 다른 시각으로 보고 있다. 좌뇌는 언어와 계산, 논리를 관장하고, 우뇌는 감정과 직감을 관장한다는 것이 기존의 통념이다. 여기서 좌뇌의 역할을 말한 부분에는 나도 찬동한다. 하지만 우뇌가 감정을 관장한다고 생각하면 앞뒤가 맞지 않는 경우가 생긴다.

좌뇌와 우뇌를 비교하면 우뇌는 좌뇌에 비해 뇌내 엔도르핀과 훨씬 강하게 연관되어 있다. 뇌파 기계로 검사하면 α파가 나올 때는 반드시 우뇌가 활동하고 있음을 알 수 있다. 그런데 우뇌가 감정을 관장한다고 하면 분노와 증오 같은 감정도 우뇌가 담당한다는 말이 된다. 하지만 그런 감정에 사로잡혔을 때는 당연히 뇌내 엔도르핀이 분비되지 않는다. 이것은 우뇌가 활약할 때 α파와 뇌내 엔도르핀이 나온다는 통념과 충돌하는 이야기이다. 따라서 나는 감정도 좌뇌에 속한다고 생각한다.

좌뇌는 언어를 관장하고 손익 계산을 하며 희로애락에도 관여한다. 그렇다면 우뇌는 무슨 일을 할까? 우뇌가 창조성이나 감성, 직감력, 도형인식 기능을 담당한다는 기존의 학설은 수긍할 수 있다. 이것은 실험을 통해서도 확인되었다.

그런데 우뇌에는 또 다른 중요한 기능이 감추어져 있다. 우뇌에는 과거의 인류가 축적한 지혜가 유전자 정보로 저장되어 있다. 그런 의미에서 우뇌는 인류의 지혜를 전달하는 '선천뇌(先祖腦)'라고 할 수 있다. 즉, 우뇌에는 선조가 물려준 모든 정보가 유전자로 저장되어 있다.

예를 들어, 막 세상에 나온 갓난아기는 이 세상을 살아갈 방법을 전혀 모르는데도 어머니의 가슴을 찾아 용하게도 젖을 빤다. 이것은 타고난 지혜이며, 나는 이 지혜가 우뇌에서 나온다고 생각한다.

때때로 처음 간 곳인데 예전에 와본 적이 있다고 느끼거나 자신이 겪지도 않았던 과거의 사건을 정확하게 말하기도 한다. 게다가 드물긴 하지만 기적이라고밖에 할 수 없는 초인적이고 특수한 능력을 발휘하기도 하는데 이는 현대 과학으로도 합리적으로 설명하기 어렵다. 하지만 우뇌를 일종의 선천뇌라고 생각하면 이런 현상을 받아들일 수 있다.

좌뇌와 우뇌 사이에는 좌우의 뇌를 이어주는 '뇌량'이라는 다리가 있다. 인간이 살아서 활동하는 대부분의 일은 좌뇌의 기능만으로도 충분히 가능하다. 하지만 정말 중요한 정보는 우뇌가 좌뇌에 전달한다. 왜 좌뇌에 정보를 제공하는가 하면 우뇌는 언어를 거의 모르기 때문이다.

좌뇌에 손상을 입으면 말을 하지 못한다. 우뇌가 숟가락을 인식해도 '이건 숟가락이야'라고 말할 수 없다. 하지만 숟가락 그림을 그릴 수는 있다. 이것으로 우뇌가 형태로 사물을 인식한다는 사실을 알 수 있다. 반면 우뇌가 손상을 입으면 어떻게 될까? 우뇌가 손상을 입어도 좌뇌가 건재하면 말을 할 수 있다. 숟가락을 보고 '숟가락'이라고 말할 수는 있지만 그림을 그려보라고 하면 엉망진창으로 형태를 알아볼 수 없는 그림을 그린다.

우리는 종종 사실은 잘 알고 있는데도 어떻게 말로 표현해야 할지 몰라서 답답한 느낌이 들 때가 있다. 이것은 우뇌가 생각이나 일에 대한 정보를 좌뇌에 전달했지만 좌뇌가 언어나 논리로 잘 정리하지 못해서 생기는 일이다. 이런 때 우뇌를 잘 사용하는 사람이라면 우뇌의 정보를 언어나 논리가 아닌, 예를 들어 그림이나 소리와 같은 힌트로 줘서 감성을 자극한다. 이렇듯 기발한 사고와 행동으로 성공한 이들은 우뇌를 잘 활용하는 사람들인 경우가 많다.

"나는 언어로 생각하는 경우가 거의 없습니다. 어떤 생각이 먼저 떠오르고 경우에 따라 나중에 그것을 언어로 표현하려고 애쓸 뿐입니다."

1916년 아인슈타인이 심리학자 막스 베르트하이머와 대화 중에 한 말이다. 이는 그가 우뇌형 인간임을 보여준다.

아무리 우뇌가 발달했어도 좌뇌가 제대로 기능하지 않으면 어떤 일을 잘하기 어렵다. 아인슈타인이 말한 '언어로 표현한다'는 것이 바로 좌뇌가 하는 일이기 때문이다. 그렇다고 해서 좌뇌만 단련하고 우뇌를 활용하지 못한다면 장황한 논리 전개에 그칠 뿐 몇 단계 위로 비약하지는 못할 것이다.

우뇌는 좌뇌의 10만 배에 달하는 잠재력을 가졌다고 한다. 그 근거는 뒤에서 언급하겠지만 좌뇌 중심으로 사는 것은 자신이 가진 능력 중 1%도 사용하지 못하고 죽는 것과 다름없다. 최근 우뇌 교육의 중요성이 활발하게 논의되면서 유아를 대상으로 한 능력개발센터가 성행한다고 하는데 우뇌를 단련하는 데는 특별한 훈련이 필요 없다. 뇌내 엔도르핀을 분비하는 삶을 살면 된다. 그렇게 하면 자연스럽게 우뇌를 사용하게 되기 때문이다.

1장에서는 좌뇌와 우뇌를 균형 있게 사용하고 뇌내 엔도르핀을 분비시키는 방법에 관해 구체적으로 설명하겠다. 전작《뇌내혁명》을 읽고 나에게 편지를 보내온 독자들은 '플러스 발상법'과 '식사, 운동과 명상에 관한 구체적인 방법'에 관해 가장 많이 질문해왔는데, 2장부터 그 구체적인 내용을 알아보겠다.

1장

선천뇌를 활용하라

머릿속으로 영상을 그린다 | 파충류 · 동물 · 인간 뇌의 역할 | 마음이 따뜻하다는 것은 무엇인가? | 좌뇌는 이성과 감정을 담당하는 '자기 뇌' | 우뇌에는 인류의 지혜가 가득하다 | 각각의 뇌는 어떤 역할을 하는가? | 우뇌의 속삭임에 귀 기울여라 | 인류의 유전자가 알려주는 최고의 생활 방식 | 가상 현실에서 우뇌의 힘이 나온다 | '몸과 마음은 하나'가 뇌의 메커니즘 | 뇌를 잘못 사용하면 일찍 죽는다 | 인생은 내가 생각하는 대로 된다 | 우뇌를 활용하는 네 가지 방법

선천뇌를 활용하라

머릿속으로 영상을 그린다

잠깐 내 자랑을 좀 하겠다. 나는 가라테의 일종인 격투기를 배우고 있는데 이것은 보호구를 착용해야 할 만큼 격렬한 운동이다. 유단자와 몇 번 승부를 겨뤘지만 지금까지 '당한 적'이 한 번도 없다.

사실 그것은 내가 강해서가 아니라 이미지 트레이닝 덕분이다. 나는 할아버지의 가르침으로 어릴 적부터 이미지 트레이닝을 해야 했다. 할아버지는 이미지 트레이닝이라는 말 대신 '모든 것을 머릿속에 그리라'고 했다.

자전거 타는 법을 배울 때도 그랬다. 할아버지는 자신이 자전거를 타고 달리는 이미지를 계속 머릿속에 그리게 했다. 한 번도 자전거를 타보지 않았는데도 말이다. 그런데 거침없이 자전거를 타는 장면을 쉽게 떠올릴 수 있게 되자 나는 진짜로 자전거를 타게 되었다. 처음에는 비틀거렸지만 잠시 후 신기할 정도로 자유자재로 탈 수 있었다.

가라테도 딱히 하고 싶어서가 아니라 자신을 채찍질하는 수단으로 할아버지가 권해서 시작했다. 가라테 수업을 받을 때도 상대방이 어떤 공격을 할 것이고 그것을 어떻게 받아들이는가 등 여러 광경을 상정하고 상상했다. 이 과정을 여러 번 반복하면 실전에서도 상대방이 어떻게 나올지 대략 알 수 있다.

나는 이 경험을 의학 공부에도 활용했다. 처음으로 맹장 수술을 했을 때 나는 선배에게 호되게 질책당했다. 수술에 실패해서가 아니라 – 내가 이렇게 말하긴 뭐하지만 – 기가 막히게 잘했기 때문이었다.

"너 어디서 불법으로 수술한 적 있지?"

물론 그렇지 않다고 했지만 "거짓말하지 마! 처음 수술하는 놈이 어떻게 그렇게 척척 움직여!"라며 믿어주지 않았다. 담석 수술을 할 때도, 위암 수술을 할 때도 선배들에게 똑같은 말을 들어야 했다.

의대에 입학한 학생들은 그 대학의 수술 방식을 배워야 한다. 그 방법을 습득하고 의사 면허를 취득하면 아르바이트로 다른 병원에서 일해도 되지만 처음부터 외부 병원에서 수술할 수는 없다.

사실 나는 선배들의 수술 방식을 견학한 뒤 몇 번이고 이미지 트레이닝을 했다. 실제로 메스를 잡지는 못했지만 수술실에서 내가 직접 수술하는 광경을 머릿속에 선명하게 그렸다. 내장이 엉망진창으로 달라붙어 있는 경우 등 최대한 어려운 상황을 가

정해서 모든 과정을 머릿속에서 순서대로 좇았다.

곧 수술 솜씨를 인정받아 나를 지명하는 횟수가 늘었다. 아마 3천 건 정도 했을 것이다. 지금은 바빠서 횟수가 급감했지만 그래도 어려운 수술을 할 때는 내게 순번이 돌아온다.

할아버지는 의사 면허 취득을 위해 나에게 이미지 트레이닝을 장려하지는 않았을 것이다. 내가 가장 많이 들었던 말은 "태어나서 죽을 때까지 자신의 평생을 머릿속에 그려보아라"였다.

내가 대학생이었을 때는 부하 직원과 함께 내가 원하는 병원을 세우는 모습을 상상했다. 그곳에서는 환자가 주인공이며 의사는 겸손했다. 환자의 이름은 '누구누구 씨'가 아니라 '님'으로 불렀다. 간호사와 직원들은 복도 한가운데를 걷지 않았고 복도에서 사람들을 만나면 반드시 서로 인사를 했다. 지금 나의 병원에서 실제로 보는 광경이다.

얼마 전 나는 홋카이도에 토지를 매입하려 알아보았다. 지인에게 농담조로 "농사 좀 지어보려고"라고 했더니 "뭐? 벌써 은퇴하는 거야?"라는 물음이 돌아왔다. 사실은 지금 병원식에 납품되는 채소는 농약과 화학비료를 쳐서 몸에 좋지 않으니 유기농 채소를 병원의 식자재로 쓰려고 생각한 것이다.

이렇게 자신의 인생을 떠올리는 영상의 내용은 시간이 지남에 따라 바뀐다. 하지만 어떤 경우든 기본은 다른 사람과 세상에 조금이라도 도움이 되고 싶다는 마음이다. 내가 특별히 이타적인 성품이어서가 아니라 그렇게 하면 쾌감을 느끼고 그로 인해 뇌내 엔도르핀이 방출되기 때문이다.

자, 내가 이런 이야기를 하는 이유는 무엇일까? 이미지 트레이닝은 주로 우뇌로 한다. 즉, 우뇌를 활용하면 쾌감을 느끼는 동시에 뇌내 엔도르핀이 나와서 능력이 향상된다는 것을 나의 경험을 예로 들어 알려주고자 한 것이다. 자신의 꿈을 머릿속에 그리는 것은 누구나 할 수 있는 일이다. 그러니 되도록 구체적으로 그려보자.

파충류 · 동물 · 인간 뇌의 역할

자신의 꿈을 머릿속에 그릴 때는 가장 먼저 소망, 즉 꿈이 있어야 한다. 나는 이런 사람이 되고 싶다거나 이런 인생을 살고 싶다고 마음껏 상상의 나래를 펴자.

같은 상황에서도 큰 꿈을 꾸는 사람과 꿈이 전혀 없는 사람은 인생의 행복도가 확연히 다르다. 이것은 철학이나 자기계발 영역에서만 설파되었지만 뇌 연구가 진행되면서 의학적인 관점에서도 그렇게 말할 수 있게 되었다. 즉, 뇌내 엔도르핀을 펑펑 분비하면 소망을 이룰 수 있다는 말이다.

인간의 뇌가 다른 동물과 가장 크게 다른 점은 좌뇌와 우뇌가 기능을 분담한다는 것이다. 말하자면 인간은 자신의 머릿속에 존재하는 두 인격이 정보를 주고받는 방식으로 인생의 모든 국면에 대응하는 존재이다.

뇌내 엔도르핀과 관련된 영역은 대부분 우뇌이다. 그런데 우리는 좌뇌와 우뇌 중 어느 쪽을 주로 쓸까? 우뇌가 아닌 좌뇌이다. 사람들은 이 상황에 특별히 불만을 느끼지 않는다. 사회에서 성공하는 데 중요하다고 인식되는 기능은 주로 좌뇌가 관장하기 때문이다.

그런데 내가 보기에 이렇게나 편향된 인식도 없다. 물론 좌뇌는 언어와 계산이라는 중요한 기능을 맡는다. 하지만 그것은 극단적으로 말하자면 '득실을 계산'하는 것일 뿐이다. 즉, 나에게 무엇이 이득이고 손해인지 판단하는 기능일 뿐이다. 이것은 뇌의 구조와 발달 과정을 봐도 명확하다.

전작 《뇌내혁명》에서도 언급했지만 뇌의 구조를 다시 한 번 살펴보자. 인간의 뇌는 3중으로 구성된다. 가장 처음에 생긴 것은 원뇌(原腦)라고도 하는 '파충류 뇌'이다. 파충류 뇌는 생명을 유지하는 본능에 충실하다. 즉, 먹이를 잡고 자손을 남기기 위해 기능한다. 먹이를 발견하면 포획 행동을 하고, 발정기가 오면 번식 행위를 한다. 자신이 먹이가 될 것 같으면 재빨리 달아난다.

이것은 전부 행동이므로 당연히 근육을 움직인다. 근육은 인간에게도 분비되는 아드레날린계 호르몬에 의해 작동한다. 그들의 행동은 거의 조건반사적이며 거기에는 마음과 감정이 필요 없다. 생존을 위한 손익 계산만으로 움직이는 것이다.

즉, 파충류는 아메바처럼 눈에 보이는 존재는 일단 삼키고, 그것을 소화할 수 없으면 내뱉는 반사 행동을 하는 것이나 마찬가지다. 이것은 모두 자기중심적 손익 계산에 근거한 행동이며, 인간에게도 이런 파충류 뇌가 최초의 뇌로서 존재한다.

3중 구조 중 두 번째에 해당하는 것이 대뇌변연계의 '동물 뇌(원시포유류 뇌)'이다. 개와 고양이에게도 있는 동물 뇌는 파충류 뇌의 손익 계산에 쾌감과 불쾌감이 추가된다. 자신의 이득을 위해 움직이는 것은 파충류와 같지만 쾌감과 불쾌감을 느낀다는 점이 다르다. 이것은 좋고 싫음이라고도 할 수 있으며, 인간의 말로 표현하면 '감정'에 해당한다.

즉, 동물 뇌의 단계에서 비로소 감정이 나온다. 인간이 느끼는 감정의 원천도 여기에 있다. 개나 고양이도 기분이 나쁘면 아드레날린계 호르몬이 나오고, 기분이 좋으면 뇌내 엔도르핀이 나온다. 겨울날 바닥에 배를 깔고 햇살을 받으며 눈을 가느스름하게 뜬 고양이의 뇌에서는 틀림없이 뇌내 엔도르핀이 분비되고 있을 것이다.

인간의 세 번째 뇌는 대뇌피질인 '인간 뇌(신포유류 뇌)'이다. 인간은 이 대뇌가 다른 포유류보다 훨씬 발달했다. 너무 큰 나머지 오른쪽과 왼쪽으로 갈렸는데 뇌량이라는 신경 다발이 좌우의 대뇌를 연결해준다. 좌우 양쪽 뇌가 뇌량을 통해 연락을 주고받으

그림 1 뇌의 3중 구조

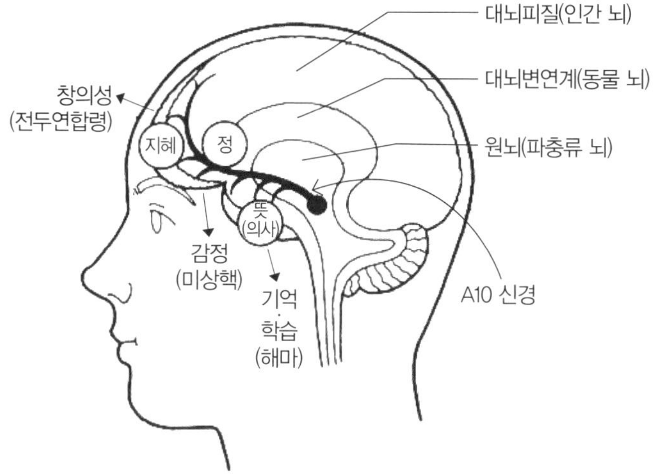

며 고도의 뇌 기능을 수행한다.

앞에서 말했듯이 좌뇌와 우뇌는 전혀 다른 역할을 한다. 이 역할의 차이가 다양한 방면에서 연구되어 좌뇌는 언어와 계산, 논리 기능을 담당하고, 우뇌는 감정과 직감을 담당한다는 것이 정설이 되었다. 좌뇌형 인간은 이성적이고, 우뇌형 인간은 감성적이라는 인식은 이 정설을 전제로 굳어졌다.

여기서 주의해야 할 점은 세 가지 뇌 중 최상위 뇌인 인간 뇌에 하위 뇌인 파충류 뇌와 동물 뇌가 관여하는 방식이다. 뇌에 관한 연구는 아직 미개척된 부분이 많으므로 단언하기 어렵지만 최근 뇌 연구의 성과를 고려해보면 기존의 좌뇌와 우뇌의 역할 분담설은 재고해볼 여지가 있다.

마음이 따뜻하다는 것은 무엇인가?

기존의 좌우 양쪽 뇌의 역할을 보면 성공적인 삶을 사는 데는 좌뇌 중심인 사람이 유리하다고 인식되었다. 이른바 '머리가 좋은' 것은 좌뇌와 관련되어 있고, 감정에 지배되지 않고 차분하게 판단하는 것도 좌뇌이다. 직감을 가리켜 '동물적인 감각'

이라고 하는 것에서도 알 수 있듯이 좌뇌는 '인간적인 뇌', 우뇌는 '동물적인 뇌'라는 것이 정설이었다.

하지만 내 생각은 다르다. 내가 보기에 좌뇌는 이익과 손실뿐 아니라 쾌감과 불쾌감도 담당한다. 즉, 기존에 우뇌의 기능이라고 인식한 감정 부분이 좌뇌에 있다는 말이다. 물론 인간의 감정은 개나 고양이처럼 단순하지 않다. 동물들은 오로지 쾌감을 추구하고 불쾌감을 피하지만, 인간은 지금 당장은 힘들더라도 의연하게 도전한다.

에베레스트 등반도 그에 해당하는 행동이다. 인간이 생명의 위험을 무릅쓰며 산에 오르는 이유는 무엇일까? 그것에 의미와 가치를 두기 때문이다. 마라톤도 그렇다. 긴 시간 계속 달려야 하는 고통은 사실 달갑지 않을 것이다. 그럼에도 달리는 것은 그것에 의의를 두기 때문이다.

물론 인간은 오로지 의미와 가치 때문에 도전하지는 않는다. 마라톤을 하면서 어떤 단계에 도달하면 뇌내 엔도르핀이 분비되어 머리가 맑아지고 기분이 상쾌해지는 순간이 찾아온다. 이것을 '러너스 하이(runners high)'라고 하는데 그 쾌감을 느끼고자 달리기도 한다.

인간은 자발적으로 고생과 인내, 노력을 하면서 그 일에 의미와 가치를 부여한다. 때로는 그 힘든 과정에서 쾌감을 느끼기도 한다. 이처럼 인간은 다른 동물과 같이 쾌감과 불쾌감이라는 감정을 느끼는 한편으로 그들에게는 중요하지 않은 어떤 의미와 가치를 중시하는 경향을 보인다.

우리는 종종 '마음이 따뜻하다'는 표현을 한다. 냉정하게 구는 사람을 가리켜 '마음이 차갑다'고도 한다. 이것을 내 나름의 말로 표현하자면 '마음이 따뜻한' 것이 아니라 '정이 많은' 것이다. 사실 곤경에 처한 사람을 도와주는 따스함의 배경에는 그 행위를 함으로써 자신의 기분이 좋아지고 싶다는 욕구가 깔려 있다. 이것은 마음이라기보다는 감정의 세계에서 일어나는 일이다. 즉, 쾌감을 추구한 결과이다.

그 증거로 일반적으로 내가 어떤 일을 해주어도 상대방이 나에게 감사해하지 않거나 오히려 나를 적대시할 것 같으면 그 사람에게 호의를 베풀지 않는다. 아주 드물게 상대방의 반응과 상관없이 따스하게 대하는 사람도 있지만 그런 사람은 인격적으로 성숙한 사람이다. 평범한 사람이 가진 따스함은 쾌감과 불쾌감이라는 손익 계산의 영역에서 나온 것이다. 이것이 바로 내가 말하고자 하는 부분이다.

지금까지 우뇌의 작용이라고 인식했던 감정 통제는 사실 좌뇌가 하는 일이다. 좌뇌는 손익 계산과 감정에 기반을 둔 쾌감과 불쾌감에 의해 움직인다. 따라서 좌뇌 중심으로 사는 현대인은 손익과 쾌감, 불쾌감에 중점을 두고 산다고 할 수 있다.

다만 좌뇌와 우뇌는 뇌량이라는 신경 다발로 연결되어 서로 정보를 교환하므로 실제로 뇌의 작용은 지금 설명한 것처럼 도식화하기 어려운 부분이 있다. 예를 들어, 장기 기사의 뇌파를 측정한 데이터에 따르면 논리적 사고가 필요한 장기 대국에서도 50%는 우뇌를 사용한다. 하부 명인의 경우 사고의 4분의 3이 우뇌에서 이루어진다고 한다.

이렇게 우뇌를 실로 능수능란하게 사용하는 사람도 있지만 평범한 사람은 손익과 쾌감, 불쾌감을 관장하는 좌뇌를 주로 사용하며 살아간다. 요즘 세상은 좌뇌 중심으로 돌아간다고 해도 과언이 아니다. 그런데 좌뇌 중심으로 살면 왜 좋지 않을까? 다음에서 그 이유를 생각해보자.

좌뇌는 이성과 감정을 담당하는 '자기뇌'

좌뇌와 우뇌를 연결하는 뇌량, 즉 신경 다발은 2억~3억

개에 이른다. 그런데 과거에는 뇌량이 절단된 사람이 수십 명 정도 있었는데 이들 대부분이 중증 간질 환자였다. 간질이라는 질병은 한쪽 뇌에서 발생하지만 뇌량을 통해 다른 쪽 뇌에도 영향을 미친다. 발작을 일으키면 호흡곤란에 빠지고, 심하면 사망할 수도 있으므로 뇌량을 절단해서 심한 발작을 억제했다.

지금은 발작을 억제하는 약이 있으므로 뇌량을 절단하는 경우가 드물지만, 이삼십 년 전까지는 절단하는 일이 종종 있었다. 뇌량을 절단하면 뇌의 작용에 부작용이 생기지만 죽는 것보다는 낫다고 생각한 것이다. 그런 이유로 뇌량을 자른 사람이 생겼는데 그들의 뇌를 연구하자 좌뇌와 우뇌의 고유 작용을 잘 알 수 있었다.

그중 하나는 좌우 뇌가 완전히 별개의 작용을 한다는 것이다. 뇌량이 절단된 사람의 좌뇌와 우뇌는 서로 정보를 교환하지 못하므로 양쪽 뇌의 고유한 작용이 무엇인지 뚜렷하게 드러난다.

연구진은 사람이 오른손으로 물건을 잡으면 그 촉각 정보가 좌뇌로 들어가고, 왼손으로 물건을 잡으면 우뇌로 들어간다는 사실을 밝혀냈다. 또 언어정보와 계산 기능은 주로 좌뇌에 축적되며, 우뇌에는 그 정보가 훨씬 적게 전달되었다. 반면 도형과 음성인식은 우뇌가 탁월했다.

이처럼 좌우 뇌의 역할은 현격히 다르지만 뇌량을 통해 양쪽 뇌에서 정보를 나눠가며 처리하니 별 부작용이 나타나지 않는다. 그래서 뇌량 절단이라는 난폭한 치료법을 시행하기 전까지는 좌뇌와 우뇌가 각기 어떤 역할을 하는지 구분할 방도가 없었다.

그러다가 간질 환자 덕분에 뇌 연구가 비약적으로 발전했고, 연구 내용이 축적되어 좌뇌와 우뇌의 기능 분담 도식이 완성되었다. 또한 최근에는 PET(양전자단층촬영) 검사 등에 쓰이는 진단 장비와 뇌파측정기, 뇌신경학 발달로 인해 예전과는 비교할 수 없을 정도로 다양한 사실을 알게 되었다.

지금까지 뇌에 관해 다양한 설이 나왔다. 그중 미국의 신경생리학자 로저 스페리(Roger Sperry)의 우뇌·좌뇌 기능 분담설이 가장 강력한 정설로 인정받았다. 그는 뇌량을 절단한 간질 환자의 협조를 얻어서 여러 가지 실험을 했다. 그 결과 좌뇌는 이성뇌, 우뇌는 감정뇌이고, 인간은 이성과 감정에서 마음이 생긴다는 가설을 제창해 노벨상을 수상했다. 스페리 박사의 가설은 그 후 거의 정설로 굳어졌다.

하지만 최근의 연구 성과를 바탕으로 확인해보면 좌뇌가 이성뇌이고 우뇌가 감정뇌라는 주장만으로는 수긍이 가지 않는 부분이 많다. 따라서 나는 좌뇌가 이성뿐 아니라 감정도 담당한다고 생각한다. 즉, 좌뇌는 이성뇌라고도 감정뇌라고도 할 수 없다는 것이다. 좌뇌는 무엇일까? 양쪽의 기능을 가진 좌뇌는 한 사람이 태어나서 자라고 현재에 이르기까지의 정보가 담긴 '자기뇌'가 아닐까? 이것이 내 결론이다.

우뇌에는 인류의 지혜가 가득하다

지금까지 우뇌의 주된 기능으로 인식해온 감정을 좌뇌에 포함시키고, 좌뇌를 이성과 감정을 함께 담당하는 자기뇌라고 규정했다. 그러면 당연히 '우뇌는 무슨 일을 하는가'라는 의문이 생긴다. 아직까지 이런 주장을 한 사람이 없으니 지나친 비약이라고 생각할 수도 있겠지만, 좌뇌의 '자기뇌'와 대조할 때 우뇌를 '선천뇌'로 규정하면 어떨까?

다소 고리타분하게 들릴 수 있는데 선천뇌라는 용어에는 다음과 같은 의미가 담겨 있다. 우뇌에는 과거에서 현재에 이르는 인류 5백만 년간의 유전자 수준의 정보가 모두 담겨 있다. 인간이 살아가는 데 가장 중요한 본능이나 자율신경계의 작용, 도덕, 윤리관, 나아가 우주의 법칙까지 포함하여 인류가 과거에 획득

한 최적의 생존을 위한 모든 정보가 담겨 있다. 그것이 바로 우뇌이다.

우뇌는 태어나면서부터 이미 인류의 기억 창고로 존재하는 반면, 좌뇌는 태어나서 주입된 정보가 착착 쌓이면서 개인의 경험과 지식이 담긴 기억 창고가 된다. 이 세상에 태어난 갓난아기는 좌뇌에 장애가 있어도 엄마의 젖을 빨 수 있지만 우뇌에 장애가 있으면 그렇게 하지 못한다. 의식하지 않고도 할 수 있는 본능은 우뇌의 영역이다. 이것은 우뇌에는 선천적으로 생존에 필요한 최적의 정보가 입력되어 있다는 사실을 입증한다. 이런 정보는 선조의 경험이 토대가 되어 쌓인 것이다.

이제 좌뇌는 자신이 세상에 태어난 뒤부터의 기억이 중심이고, 우뇌는 선조에게 받은 기억이 중심이라는 새로운 도식이 생겨난다. 이런 관점에서 뇌의 작용을 보면 이른바 플러스 사고나 자기암시 효과, 또는 인간이 때때로 발휘하는 초인적인 능력과 같은 것을 설명할 수 있다.

인간의 유전자에 새겨진 정보는 대략 5백만 년분이므로 우뇌에는 기본적으로 5백만 년분의 인류의 지혜가 담긴 소프트웨어가 들어 있는 셈이다. 좌뇌는 어떤가 하면 자신이 태어난 뒤 본인의 경험과 지식을 바탕으로 주입된 정보가 중심이므로 30~50년 정도의 지혜에 불과하다. 개개인의 나이와 삶의 방식과 내용에 따라서 달라지겠지만 우뇌의 5백만 년과는 비교할 바가 못 된다. 좌뇌의 정보가 아무리 오랫동안 쌓인다 해도 우뇌에는 최소 10만 배가 넘는 정보가 축적되어 있기 때문이다.

그런데 인간은 좌뇌 중심으로 살기 쉬우므로 아무래도 자신의 경험이나 지식을 중심으로 자아를 형성하고 판단 기준 역시 이에 의존한다. 어떤 사람이 "있잖아, 인생이란 건 그렇게 만만하지 않아"라고 훈수를 놓았다고 하자. 그 사람이 떠올리는 것은 고작 수십 년밖에 살지 않은 좌뇌의 '자기뇌'에서 도출한 인생일 것이다.

이것은 크게 잘못된 일이 아닐까? 한쪽에 선조로부터 받은 10만 배나 되는 유전자 정보가 들어 있는데 그것은 써보지도 않고 자신의 경험에만 의존한 좌뇌를 기준으로 판단해도 되는 걸까? 기껏 몇십 년을 살고 인생의 전부를 깨달은 듯이 말하는 것 또한 사실 오만한 태도가 아닐까?

그런 관점에서 생각해보면 궁지에 몰렸을 때 '이제 다 틀렸다'고 절망하는 것도 이상하다. 과거의 인류는 그런 경험을 수없이 했을 것이다. 문제가 무엇이고 어떻게 극복하면 되는지에 관한 노하우를 우뇌에 이미 저장해둔 상태인데 이를 사용하지 않는 것은 너무나 안타까운 일이다.

그림 2 플러스 발상과 좌뇌·우뇌의 관계

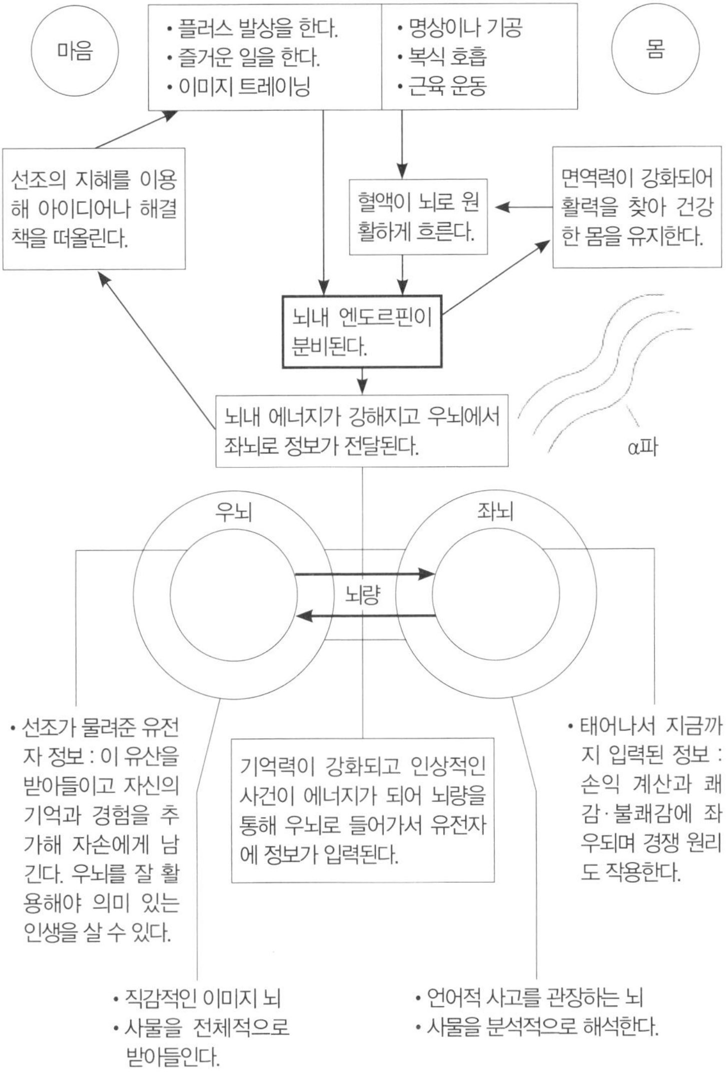

각각의 뇌는 어떤 역할을 하는가?

좌뇌를 이성뇌, 우뇌를 감정뇌라고 하면 간단명료해서 알기 쉽지만, 나는 이성과 감정 모두 좌뇌의 영역으로 규정했다. 그렇게 되면 우뇌의 역할이 무엇인지 딱 부러지게 단정하기 어려워진다. 여기서 프롤로그에서도 언급했던 숟가락을 예로 들어 우뇌는 어떤 작용을 하는지 다시 한 번 확인해보자.

좌뇌와 우뇌를 연결하는 신경 다발인 뇌량을 끊어서 양쪽 뇌가 분리된 환자에게 눈가리개를 하고 오른손에 숟가락을 쥐게 했다. 오른손은 좌뇌와 연결되어 있으므로 숟가락을 쥐었을 때의 촉각은 좌뇌에만 전달되고 우뇌에는 전달되지 않는다. 뇌량이 끊어졌기 때문이다. 하지만 좌뇌는 의식뇌이므로 이것을 숟가락이라고 이해할 수 있다. 즉, "지금 오른손이 잡은 것은 무엇인가요?"라고 물으면 "숟가락이요"라고 답할 수 있다.

이번에는 눈을 가린 채로 왼손에 숟가락을 쥐게 하자. 왼손은 우뇌에 연결되어 있지만 우뇌는 무의식뇌이므로 본인이 잡은 것이 무엇인지 인식하지 못한다. 환자에게 "지금 뭘 갖고 있죠?"라고 물어도 "아무것도 안 갖고 있는데요"라거나 "손이 저려서 모르겠어요"라는 핑계 같은 답만 돌아온다.

정말로 모르는 건가 하면 그렇지 않다. 이번에는 눈가리개를 풀고 환자 앞에 숟가락이나 만년필, 컵 등 십여 개의 물건을 늘어놓는다. “아까 손에 쥔 물건은 뭐죠? 왼손으로 그걸 잡아보세요”라고 하면 환자는 정확하게 숟가락을 잡는다. 그런데 오른손으로 잡아보라고 하면 잡지 못한다. 이것은 무슨 의미일까?

좌뇌와 우뇌의 기능은 각각 독립되어 있다. 좌뇌는 의식이 있는 자기뇌이자 언어뇌이므로 일상적인 촉감을 통해 ‘숟가락’이라는 답을 도출하고 또 언어로 그것을 표현할 수 있다. 그런데 우뇌는 무의식뇌이자 선천뇌이다. 이른바 타인뇌라고도 할 수 있으므로 촉각이 일상의 피부 감각으로 인식되지 않아서 질문에 답하지 못한다. 비록 답하지는 못해도 그 답이 무엇인지는 알고 있다.

평범한 사람은 좌뇌와 우뇌가 뇌량으로 이어져 있으므로 숟가락을 쥐었을 때 인지한 우뇌의 촉각이 의식뇌인 좌뇌로 곧바로 전달되어 “숟가락이에요”라고 답할 수 있다. 이런 작용은 순식간에 이루어진다.

인간은 때로 불가사의한 꿈을 꾼다. 자신이 한 번도 간 적이 없는 장소에 가 있거나 경험한 적이 없는 일을 하거나 미래에 일어날 일이 정확하게 펼쳐지는 듯한 꿈이 그 예이다. 이런 이상한 현상은 빈번하진 않지만 틀림없이 일어난다. 선천뇌의 정보가 우리 의식의 10만 배나 된다는 점을 생각하면 꿈을 선천뇌가 발신하는 지혜나 경고, 예고로 해석해도 무리가 없다.

그렇다면 시험을 잘 못 봐서 식은땀을 흘리는 꿈은 어떻게 해석해야 할까? 이것은 현세에 태어난 뒤 자신이 경험한 것을 바탕으로 꾼 꿈이다. 즉, 우뇌(선천뇌)가 아닌 좌뇌의 영역에서 나온 것이다. 그런데 왜 그런 꿈을 꾸는 것일까?

우리가 태어나서 경험한 일 중 중요한 내용은 좌뇌에서 우뇌로 전달되어 유전자에 각인된다. '오늘은 이런 일이 있었어. 이런 때는 이렇게 하는 게 좋은 것 같아' 등인데, 이렇게 중요한 정보나 인상 깊은 일, 또는 충격적인 사건 등이 좌뇌에서 우뇌로 전달되어 유전자에 기억된다. 우뇌는 그런 식으로 정보를 축적해왔을 것이다.

이때 정보가 뇌량을 통해 우뇌로 들어가는 단계에서 꾸는 꿈이 현세적인 꿈의 정체이다. 시험을 보며 식은땀을 흘리는 꿈은 '평소에 제대로 공부해야 해'라는 반성이 정보가 되어 우뇌의 유전자에 새겨진 것일 수도 있다.

꿈이 '오장육부의 피로'라거나 '심층 심리의 표현'으로 해석되는 것은 수면 중에 일어나는 좌뇌와 우뇌의 정보교환 과정에서 비롯된 것이 아닐까? 이렇게 생각하면 지금까지 과학적으로 설명할 수 없었던 불가사의한 현상을 해석하는 길이 생겼다고 볼 수 있다.

우뇌의 속삭임에 귀 기울여라

좌뇌는 그 사람이 태어난 후에 입력된 정보가 지배하는 뇌이다. 반면 우뇌에는 선조로부터 받은 유전자 정보가 있다. 이 정보가 바로 감정에 지배당하지 않는 마음이다. 그러므로 우리 인간의 역할은 선조로부터 이어받은 정보를 활용하고, 그 정보에 우리가 습득한 정보를 추가해서 후손에게 남기는 것이다. 이것이 뇌에 관한 나의 생각이다.

인생을 잘 사느냐 못 사느냐는 좌뇌와 우뇌의 사용법에 달려 있다. 물론 좌뇌를 전혀 사용하지 않을 수는 없다. 우뇌에는 언어정보가 없기 때문이다. 다만 좌뇌 중심으로 사는 삶은 선천뇌를 무시해서 손해를 보는 삶이라고 할 수 있다. 좌뇌를 중심으로 생활하는 사람은 이것이 자신에게 득인지 실인지, 유쾌한지 불쾌한지에 가치 기준을 두고 산다. 그러면 뇌에서 아드레날린계의 투쟁 호르몬이 주로 분비되어 항상 긴장하며 살아야 한다.

파충류는 평생을 그렇게 산다. 파충류는 감정 없이 생명 유지와 종족 보존을 위해서 정해진 패턴대로 행동하므로 거의 투쟁 호르몬만으로 사는 셈이다. 다만 그 호르몬이 쓸데없이 분비되지는 않으므로 사고를 당하지 않는 한 주어진 수명대로 살 수 있다. 그런 의미에서는 파충류는 제 나름대로 잘 살고 있다고 할 수 있다.

인간은 이득을 얻고자 하는 욕망이 크다. 사자는 먹이를 사냥하지만 배가 부르면 더 이상 사냥을 하지 않는다. 하지만 인간은 식량을 비축한다는 명목으로 필요 이상 먹이를 찾는다. 그래서 인간은 동물에 비해 투쟁 호르몬이 많이 분비된다. 이런 면에서 보면 인간은 동물보다 못한 존재일지도 모른다.

예를 들어, 사람은 '오늘 하루 먹고살 만큼의 돈만 있으면 되지'라고 생각하지 않는다. 한 달을 먹고살 만큼의 돈으로도 만족하지 못한다. '더 많이'를 추구하며 욕망을 키우고 끊임없이 투쟁 호르몬을 분비한다.

좌뇌에 의해 불쾌한 감정에 지배되었을 때는 더욱 문제이다. 쾌감을 느끼면 뇌내 호르몬이 나오므로 상관없지만, 불쾌하거나 화가 나거나 남을 증오하거나 질투하면 아드레날린계의 독성 호르몬이 나온다.

이 호르몬은 몸을 움직이면 소모되지만, 감정에 지배당해 기분이 나쁜 상태에서 근육도 사용하지 않으면 몸속에서 활성산소가 생성된다. 이 활성산소가 유전자를 손상시키고 망가뜨린다. 망가진 유전자는 특수한 단백질을 만들기 시작하는데 이 단백질 덩어리가 암을 발생시키는 원인으로 작용한다. 고혈압이나 당뇨병도 유전자 손상이 원인이다. 그러므로 불쾌한 감정에 사로잡혀 좌뇌를 많이 사용하면 안 된다.

결국 우뇌를 중시하며 살아야 하는데, 문제는 지금의 좌뇌 중심으로 사는 방식을 어떻게 우뇌 중심으로 전환할 것인가이다. 가장 쉽고 간단한 방법은 좌뇌의 흥분을 조금 가라앉히는 것이다. 좌뇌를 안정시키려면 뇌내 엔도르핀을 분비하는 것이 가장 효과적이다. 다시 말해 뇌내 엔도르핀이 나오는 행위를 적극적으로 해야 한다. 이때 뇌파를 측정하면 α파가 나온다.

승려의 생활을 떠올리면 좀 더 쉽게 이해할 수 있을 것이다. 물론 요즘에는 좌뇌 중심으로 사는 세속적인 승려도 있지만, 원래 승려의 생활방식은 우뇌를 활성화하는 방향으로 이루어져 있다. 우리 병원에서 치료법으로 도입한 운동, 명상, 식이요법 등은 승려의 생활과 유사한 방식으로 속세에서 재현한 것이다.

예를 들어, 승려는 매일 수행을 한다. 처음에는 법당을 청소하는 일을 하고, 익숙해지면 산에 들어가 폭포수를 맞으며 명상을 하거나 산속 동굴에서 단식을 하기도 한다. 이것은 운동과 명상과 식이요법을 겸한 것이다. 그 다음에는 독경이나 좌선을 하며 일상을 보낸다. 이것은 우뇌에 중점을 둔 삶의 전형적인 예이다.

우리도 이렇게 살아야 할까? 물론 그럴 필요는 없다. 방법만 익혀서 지금 내 생활에 알맞게 적용하면 된다. 즉, 좌뇌의 흥분을 가라앉히는 방법을 도입하는 것이다. 그러면 우뇌의 속삭임이 들리기 시작한다.

그 속삭임은 한낮의 형광등 빛과도 같다. 한낮의 형광등 빛은 분명히 밝게 빛나고 있지만 주변이 밝아서 크게 눈에 띄지 않는다. 하지만 밤이 되면 가로등 빛이 보이듯이 좌뇌의 흥분을 진정시키면 그때까지 알아차리지 못했던 우뇌의 속삭임을 감지할 수 있다.

인류의 유전자가 알려주는 최고의 생활방식

우뇌는 우리에게 무엇을 속삭이는 것일까? 그것은 '이렇게 살아야 한다'는 당위성이다. 이 세상에는 우리 인간과 상관없이 진리가 존재한다. 우주는 그 진리에 의해 움직인다. 그런 의미에서 우리 유전자에는 어떤 방향성이 새겨져 있을 것이다.

우리 선조는 세상에 적응하며 살아왔다. 물론 그중에는 적응에 실패한 사람도 있겠지만 현재 살아 있는 우리와 이어진 선조의 유전자는 그 시대에 적응하는 데 성공했던 사람들의 유전자일 것이다. 그렇지 않다면 우리는 이 세상에 존재하지 못할 것이기 때문이다.

유전자에는 먼 옛날의 기억이 새겨져 있다. 그 기억은 30억 년 전, 아니 더 오래되었다고 하는데 우리가 과거의 기억을 끌어내기란 쉬운 일은 아니지만 불가능한 일만은 아니다. 인류는 옛날이나 지금이나 변함없이 기억하고 학습한 내용을 바탕으로 가치관을 정립하고, 그것을 기반으로 일상생활을 하면서 다양한 행동 패턴을 정해왔다. 따라서 유전자가 갖고 있는 기억도 끌어낼 수 있다.

사실 동양사상은 그것이 가능하다고 보며, 종교도 명상을 통해 과거의 기억을 끌어내려 한다. 현대 의학도 인간의 의식을 현재의식과 잠재의식으로 분류해 현재의식은 개인의 경험이나 학습을 바탕으로 형성된 영역이고, 잠재의식은 선조에게 받은 원시 기억을 저장한 영역이라고 하며 본능도 이 영역에 속한다고 말한다.

그렇기에 우뇌의 유전자에는 선조로부터 지금까지 살아남은 사람들이 공통적으로 행했던 삶의 방식이 새겨져 있다. 이 내용을 잘 꺼내서 지키며 살면 잘못된 길을 피할 수 있을 것이다.

물론 내가 말한 것들이 전부 과학적으로 증명된 것은 아니다. 하지만 노벨상을 받은 로저 스페리(Roger Sperry) 박사와 와일더 펜필드(Wilder Penfield) 박사와 같은 사람들의 의견을 종합하고, 최신 뇌생리학 연구 결과를 덧붙여 내 나름대로 도출한 결론이다.

우리의 유전자는 정교하게 기능하는 시스템일 뿐 아니라 어떤 목적을 갖고 행동하는 방향성이 있다. 빅뱅(big bang) 학설로 유명한 스티븐 호킹(Stephen William Hawking) 박사도 이와 같은 맥락의 내용을 주장했다. 그렇다면 우주가 지향하는 방향은 무엇일까? 그리고 선조가 물려준 삶의 방식은 무엇일까? 지금까지 종교와 철학이 그것을 규명하려 힘써왔는데, 나는 그 지향점이 바로 '진선미(眞善美)의 세상'이라고 생각한다.

사람은 누구나 마음 깊숙이 이상향을 갖고 있다. 물론 자신이 이상향을 품고 있다는 사실을 인식하기도 하고 그렇지 못하기도 한다. 이상향은 지금 우리의 생각이나 행동과는 동떨어진 것일 수도 있다. 그럼에도 누구나 꿈이나 동경, 이상적인 세상을 그린다. 그렇다면 이상적인 그 세상으로 과감히 다가가면 어떨까?

우뇌가 중심인 삶은 바로 그런 삶이다.

예를 들어, 전쟁터의 밀림에서 적병과 딱 마주쳤다고 하자. 전쟁은 서로 죽고 죽이는 행위이므로 내가 상대를 죽이거나 상대에게 죽거나 둘 중 하나이다. 내가 살려면 어쩔 수 없이 상대방을 해치워야 한다. 하지만 그때 적병이 심한 부상으로 전혀 싸울 기력이 없다면 어떻게 할까? 그래도 적이니까 죽여야 할까?

상처 입고 당장이라도 죽을 것 같은 모습을 보고 어깨를 빌려주어 적을 구해주는 사람도 있을 것이다. 이렇게 부상당한 적병을 구해주면서 이른바 인간애나 인류애에 눈을 뜨기 시작한다. 이것은 인간으로서 어떻게 살아가야 하는지를 알려주기 위해 선조가 저장한 우뇌의 속삭임이 아닐까?

이런 인간애의 발로와 같은 숭고함은 내일 당장 먹을 것이 없어 치열한 생존경쟁을 해야 하는 상황에서는 생기지 않는다. 인간은 의식주가 충족되고 먹고사는 데 지장이 없어 – 욕심을 부리자면 한도 끝도 없지만 – 어느 정도 만족스러운 삶을 살 수 있을 때 우뇌가 작동한다. 이런 조건이 충족되어야만 우뇌의 정보를 잘 끌어내어 선조가 알려준 숭고한 마음으로 사는 법을 실천할 수 있다.

가상 현실에서 우뇌의 힘이 나온다

우리의 뇌는 '선천뇌'인 우뇌와 '자기뇌'인 좌뇌가 동조하기도 하고 대립하기도 한다. 좌뇌와 우뇌가 대립하면 대개는 좌뇌가 이긴다. 우뇌는 언어 능력이 없고 좌뇌만큼 힘도 없기 때문이다. 그러므로 우뇌 중심으로 생활하려면 한동안 좌뇌를 쓰지 않는 수밖에 없다.

일상생활에서 좌뇌가 조용해지는 시간은 잠잘 때이다. β파였던 뇌파가 잠들기 시작하면 θ파(세타파), 숙면을 하면 δ파(델타파)로

그림 3 뇌파의 유형

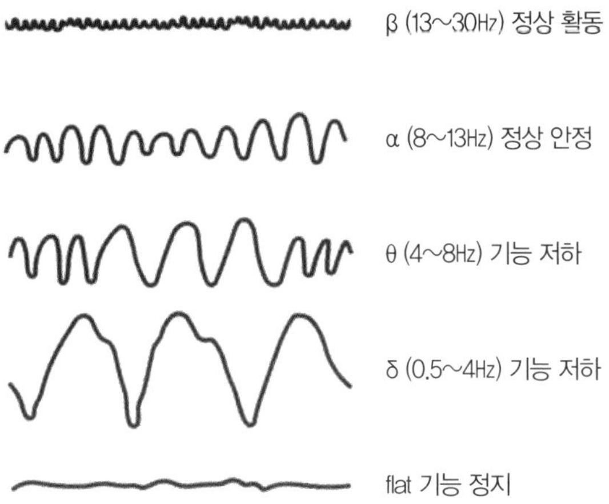

바뀐다. 완전히 잠이 들면 우뇌가 아무리 말을 해도 좌뇌에 전달되지 않는다. 이렇게 인간은 몸을 쉬게 하는 수면과 뇌를 쉬게 하는 수면, 두 가지로 나누어 잠을 잔다.

몸이 휴식하는 수면일 때 뇌는 눈을 뜨고 있어서 좌뇌와 우뇌가 대화를 한다. 좌뇌가 우뇌에게 '이것은 중요하니까 기억해둬'라고 정보를 보내기도 하고, 우뇌가 선조에게 받은 정보를 꺼내며 이렇게 하라고 더 고차원적인 방법을 알려주기도 한다. 이따금 잠을 자는 동안 발명과 발견 같은 큰 깨달음을 얻는 일이 있는데, 이것은 좌뇌와 우뇌가 정보를 교환한 결과라 할 수 있다.

잠을 자지 않아도 우뇌의 목소리를 인식하는 방법이 있긴 하다. 앞에서 말했듯이 자신의 꿈이나 되고 싶은 모습이 무엇인지 자각하는 것이다. 꿈과 소망을 머릿속에서 떠올리면 그 영상이 우뇌에 들어가 지혜가 나온다. 어릴 적 내가 자전거를 배울 때와 첫 수술에서 메스를 잡을 때의 이미지 트레이닝이 바로 그것이다.

이미지 트레이닝은 주로 영상과 음성으로 한다. 이 방법의 좋은 점은 현실에서는 좀처럼 하기 어려운 일을 얼마든지 반복해서 할 수 있다는 것이다. 최근 컴퓨터를 이용한 가상 현실이 유행하는데 이것을 혼자 머릿속에서 하는 것이 바로 이미지 트레이닝이다.

보통은 직접 경험을 해봐야 그 행위를 상상할 수 있다. 실제로 자전거를 타고 감각을 확인하고 여러 번 실패하고 나서야 요령을 터득한다. 즉, '이렇게 하면 된다'는 점을 기억한 다음에 익힌다. 이때는 좌뇌가 활동한다. 하지만 내가 말하는 이미지 트레이닝은 상상력을 무기로 우뇌에서 실행한다. 자전거를 타는 모습과 그때의 감각을 상상력을 이용해 가상으로 체험하는 것이다.

우뇌가 우리에게 행동하라고 명령하면 그 정보가 좌뇌에 들어가 좌뇌의 기억으로 자리 잡는다. 이미지 트레이닝은 가상 체험임에도 우뇌가 중심인 행동이므로 좌뇌에 정보가 막힘없이 들어간다. 좌뇌는 실제로 자전거를 탄 것과 다름없는 체험 기억을 쌓아간다. 이렇게 해서 한 번도 자전거를 탄 적이 없는 사람도 자전거를 타는 요령을 익힐 수 있다.

이와 똑같은 원리로 가상 현실을 이용해 비행기 조종을 연습하기도 한다. 한 번도 비행기를 조종해본 적이 없어도 컴퓨터를 이용해 실제로 하늘을 나는 가상 체험을 하면, 뇌는 그 경험을 실제 경험과 동일하게 받아들인다. 이런 상상력을 구사하는 작업은 인간만이 할 수 있다. 상상력의 좋은 점은 보통은 좌뇌를 통해서 우뇌로 들어가는 정보가 처음부터 우뇌에 새겨져서 엄청나게 많은 양의 정보를 축적할 수 있다는 것이다.

만약 '이렇게 되고 싶다'는 꿈이나 소망이 있다면 그것을 실현하는 과정과 실현된 후의 모습을 마음껏 상상해보자. 그 상상이 가상 현실이 되어 체험과 정보가 좌우 뇌에 쌓이게 된다. 그러다 그 상상이 완벽한 영상으로 자리 잡으면 그것이 현실로 나타나게 될 것이다.

좌뇌의 활동을 둔화시키고 우뇌 중심으로 사는 방법이 또 하나 있다. 자신을 일종의 극한 상황으로 몰아넣으면 된다. 육체를 괴롭히면 좌뇌가 잠잠해지는 순간이 온다. 예를 들어, 단식이나 고강도 운동으로 인해 몸이 쓰러질 정도로 힘들어지면 이러쿵저러쿵 떠들어대던 좌뇌가 갑자기 입을 다문다. 그때 우뇌가 위력을 발휘한다.

이것은 단식을 해보면 알 수 있다. 처음에는 배가 고파서 '이것도 먹고 싶고 저것도 먹고 싶다', '왜 이렇게 바보 같은 짓을 시작했을까', '조금은 먹어도 되지 않을까' 등등 잡념에 시달리지만, 그 단계를 넘기면 고요한 편안함이 온몸을 감싸는 순간이 찾아온다.

마라톤을 하는 사람도 반드시 이와 비슷한 경험을 하게 된다. 괴로운 순간을 넘어서면 몸과 마음에 충만감이 느껴지면서 가볍게 달릴 수 있다. 괴로움은 어딘가로 사라진다. 이것이 우뇌의 위력이며 그 순간에는 뇌내 엔도르핀이 펑펑 솟고 있다.

'몸과 마음은 하나'가 뇌의 메커니즘

의학은 옛날부터 존재했지만 뇌에 대한 연구는 좀처럼 성과를 내지 못했다. 왜 그랬을까? 근대 의학은 눈부신 발전을 이루었으니 뇌에 관해서도 좀 더 빨리 규명될 법도 한데 다른 분야에 비하면 '거의 아무것도 밝혀지지 않은' 정도로 성과가 빈약하다.

이렇게 된 데는 개인적으로 철학자 데카르트의 영향이 컸다고 생각한다. 근대 철학의 시조로 불리는 데카르트는 17세기 초에 몸과 마음을 별개로 보았다. 그는 몸과 마음은 다른 본성과 법칙을 가지며 상호 의존 관계가 없다고 주장했다. 이 덕분에 근대 의학은 몸을 단순한 물질로 받아들이게 되었고 놀랄 만큼 발전했다. 하지만 마음의 영역은 교회에 맡겨두고 전혀 관여하지 않았다. 그 때문에 정신 활동의 원천인 뇌에 관한 연구가 뒤처지고 말았다.

일반적으로 약간 불쾌한 일이 있어서 화가 불쑥 치밀어오르면 혈압이 20~30은 가볍게 상승한다. 반대로 '자, 침착하세요' 하고 심호흡을 두세 번 하게 하면 다시 혈압이 떨어진다. 의사라면 누구나 경험한 사실이다. 그럼에도 뇌의 활동을 육체와 분리해서 생각하는 바람에 이런 종류의 현상은 거의 무시당했다.

반면 동양의학에서는 몸과 마음을 하나라고 보았다. 지금 생각하면 이것이 정답이며, 그 덕분에 동양의학은 여러 면에서 뛰어난 치료 효과를 보였다. 하지만 논리적인 설명이나 분석이 충분하지 않았기 때문에 빠르게 발달한 서양의학에 밀려 대체의학 취급을 받게 되었다. 그런데 뇌의 메커니즘이 밝혀지면서 몸과 마음은 하나라는 견해가 늘어났고, 수수께끼에 싸여 있던 마음의 정체를 어렴풋이나마 알 수 있게 된 것이다.

서양의학은 몸을 물질로 간주하고 '신도 두려워하지 않는 자세'를 견지했지만 인간을 정밀기계로 보는 관점에는 동의하지 않았다. 하지만 지금까지 밝혀진 사실을 근거로 판단하자면 인간의 몸은 컴퓨터와 비슷한 구조로 이루어졌다. 컴퓨터는 복잡한 계산을 가장 단순한 0과 1, 즉 Yes와 No를 조합하여 하는데, 원리적으로는 인간도 컴퓨터와 똑같은 일을 한다. 그러므로 좌뇌를 중심으로 생각하면 '인간은 초고성능 컴퓨터'라고 해도 꼭 틀린 말은 아니다.

그런데 서양의학이 인간을 기계로 간주하지 않았던 것은 그 배경에 교회가 있었기 때문이다. 인간에게는 마음이 있으므로 사랑과 희로애락을 느낀다. 또한 신의 존재도 믿는다. 사실은 '신이 인간이라는 기계를 만들었다'라고 단언하면 되지만, 그 경우 마음의 문제를 설명할 수 없게 되므로 그 점을 애매하게 얼버무린 것이다. 그리고 그 상태가 오늘날까지 이어지게 되었다.

결국 서양의학은 설명하기 어려운 부분은 외면하고 알아낼 수 있고 증명할 수 있는 부분만 부각한 셈이다. 내가 보기엔 이런 엉터리 같은 말이 없다. 논리적으로 설명할 수는 없어도 실질적으로 도움이 되는 방법이 있다면 적극적으로 도입해야 한다. 동양의학은 그런 방법으로 세상에 기여했다.

원래 사물이란 하나를 알게 되면 여러 가지 새로운 의문이 생기는 법이다. 특히 뇌생리학이 그 전형적인 예인데, 어떤 하나가 밝혀지면 곧바로 수십 가지 의문점들이 쏟아져나온다. 그렇다고 해서 그 부분이 밝혀질 때까지 아무것도 하지 않고 있다면 발전이 있을 수 없다. 지금까지 알아낸 점들을 토대로 인간을 도울 방법을 찾아야 하지 않을까?

뇌에 관해 지금까지 밝혀진 사실을 근거로 내 나름대로 추론해보자면 우리 대부분은 마음과 감정을 혼동한다. 사람들은 종종 "내 마음은 내가 잘 알아"라고 말하는데 그때의 '마음'이란 감정이나 손익 계산을 떠올리며 하는 말이다. 즉, 좌뇌에서 의식한 자신의 감정을 '마음'이라고 표현한 것인데 이는 큰 착각이다. 마음은 그런 것이 아니다. 그렇다면 마음이란 무엇일까?

나는 마음을 '선천적으로 가진 지혜'라고 생각한다. 그렇지 않다면 마음이 모든 사람에게 존재하는 것이라고 생각할 수 없다. 명상을 통해 뇌가 어떤 상태에 도달하면 마음이 말을 건다. 이것이 바로 우뇌의 힘이다. 다시 말해 평소 우리가 '마음'이라고 부르는 것은 실은 마음이 아니라 '감정'이다.

일찍이 공자는 "칠십이 되어 마음이 원하는 대로 해도 법도를 어기지 않게 되었다(七十而從心所欲不踰矩)"라고 했다. 여기서 나오는 '마음'은 글자 그대로 '마음'이지 감정이 아니다. 하지만 사람들은 대부분 '이렇게 하고 싶고 저렇게 하고 싶다' 하는 것을 자신의 마음이라고 생각한다. 이래서는 우뇌의 힘을 활용할 수 없다. 공자의 말뜻은 우뇌의 지혜에 따라 살아가라는 것이다.

손익을 기준으로 한 감정은 좌뇌에서 나온다. 좌뇌의 세상에 머무는 한 아드레날린계 호르몬을 맞으며 살아야 한다. 항상 스트레스 호르몬에 노출된 상태이므로 뇌내 엔도르핀의 세상으로 들어가지 못하는 것이다.

뇌를 잘못 사용하면 일찍 죽는다

나는 인간이 125세까지 살 수 있다고 믿는다. 우리 몸의 구조를 보면 이것은 명백한 사실이다. 그런데 사람들은 대부분 천수를 누리지 못하고 더 일찍 죽는다. 무엇이 잘못되었을까? 뇌를 사용하는 방법이 잘못되었기 때문이다. 맹독 호르몬만 분비시켜 스스로 자신의 수명을 단축한 것이다.

신경계는 내분비계를 자극해 호르몬을 분비하고 면역계라는 시스템과 이어진다. 이 세 신경계는 네트워크를 형성하므로 뇌를 잘못 사용하면 악순환에 빠지게 된다. 이런 악순환은 좌뇌를

그림 4 신경계 · 내분비계 · 면역계의 네트워크

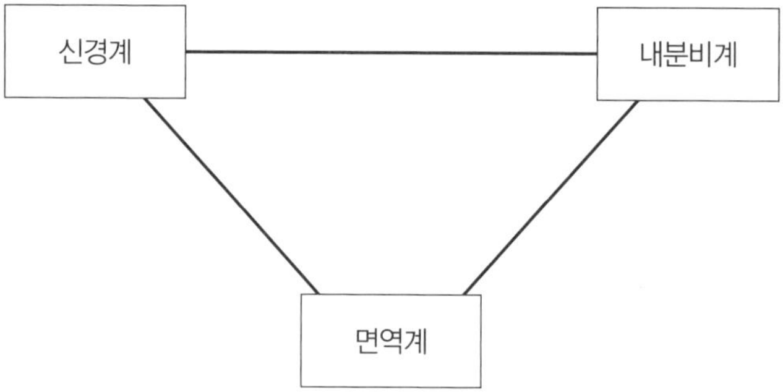

신경계 · 내분비계 · 면역계는 네트워크를 형성하고 있다.
(호시 요시코, 《스트레스와 면역》 중에서)

중심으로 한 삶의 방식을 바꾸지 않는 한 계속된다.

물론 우리는 아드레날린계 호르몬이 없으면 살 수 없는 존재라는 사실도 잊어서는 안 되겠다. 도파민이나 노르아드레날린이 나오지 않으면 뇌는 활동을 멈춘다. 아침이 되면 눈을 뜨는 것은 이 물질 덕분이다. 하지만 이 호르몬에만 의지해서는 안 된다. 그렇다면 어떻게 해야 할까?

한 가지 방법은 스트레스 사회에서 살아남아 장수한 사람들이 하는 말을 귀담아듣는 것이다. 인생을 즐기면서 사는 사람은 장수하는 경우가 많다. 이 점에 관해 교토 대학의 야모리 유키오(家森 幸男) 교수는《장수의 비밀(長寿の秘密)》이라는 책에서 흥미로운 연구 내용을 소개했다. 이 책에서는 '스트레스를 적게 받고 사는 법'을 실천한 사람이 오래 산다고 말한다. 그렇다면 '스트레스가 없는 생활'이란 어떤 것일까? 물질적으로 풍족한 생활을 한다거나 속세를 떠나서 사는 생활을 말하는 것은 아닐 것이다.

장수하는 사람들을 보면 일반적으로 스트레스를 적게 받는 우뇌 중심의 생활을 한다. 같은 시대에 사는 우리는 대부분 비슷한 환경에서 살고 있다. 생활 방식이나 마지막에 도달하는 운명도 크게 다르지 않다. 그런데도 누구는 오래 살고 누구는 일찍 죽는다. 이러한 차이는 우뇌 중심으로 사느냐 좌뇌 중심으로 사느냐에서 비롯된다고 해도 과언이 아니다.

일반적으로 말하는 장수의 조건은 대체로 정해져 있다. 먼저 육체적인 면을 보면 편식하지 않고 고단백·저칼로리 음식을 적당히 섭취해야 한다. 그리고 걷거나 자전거를 타는 등 몸을 많이 움직여야 한다. 일하는 것도 몸을 움직이는 하나의 방법이다. 나이가 들어서도 일을 계속하면 자연히 근육을 많이 사용하게 된다.

정신적인 면에서는 플러스 발상을 하면 좋다. 플러스 발상을 하는 사람은 힘든 일도 기분 좋게 하려고 애쓰고 지나친 탐욕을 부리지 않기 때문이다. 이러한 지혜는 전부 우뇌에서 나온다.

우리는 득과 실 중 이득을 추구하고, 쾌감과 불쾌감 중 쾌감을 추구한다. 또 뇌내 엔도르핀이 끊임없이 분비되어 최상의 행복을 얻기를 바란다. 이 점을 증명하는 것이 A10(에이텐) 신경이다.

나의 전작 《뇌내혁명》에서도 A10 신경에 관해 설명했는데 A10은 인간에게 쾌감을 주는 신경이며, 이 신경이 자극을 받으면 기분이 좋아진다. A10 신경은 무수신경(無髓神經, '민말이집 신경 섬유'라고도 한다-옮긴이)이라고 하며, 마치 피복에서 노출된 전선과 같은 신경이다. 무수신경은 가장 원시적인 신경이라고 할 수 있다. 반면 대뇌피질에서 활동하는 신경은 모두 유수신경(有髓神經, '말이집 신경 섬유'라고도 한다-옮긴이)으로 정신 활동과 밀접하게 연관되어

그림 5 A10 신경과 정신 활동

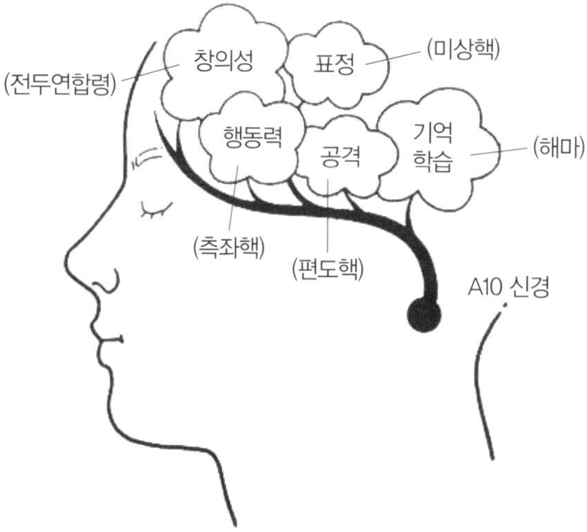

있다.

A10 신경은 인간의 뇌에서 가장 굵은 신경이며 파충류 뇌와 동물 뇌와도 연결되어 있다. 식욕과 성욕을 비롯해 쾌감과 관련된 모든 감정은 이 신경이 자극을 받아서 생긴다. 예를 들어, 파충류는 생존을 위해 먹이를 먹고 번식 행위를 하는데 이때 A10 신경이 작용한다. 또 쾌감·불쾌감을 느끼는 개나 고양이는 불쾌한 일은 외면하고 기분 좋은 일만 하려 한다. 이것은 A10 신경의 자극을 원하기 때문이다.

그렇다면 인간은 어떨까? A10 신경이 만약 식욕이나 성욕에만 작용한다면 인간이 이렇게까지 고등한 존재가 될 수 있었을까? 인간도 다른 동물들처럼 음식을 먹거나 성생활을 하면 기분이 좋아진다. 하지만 특이하게도 공부를 하거나 운동을 해도 기분이 좋아진다. 다른 사람을 위해 헌신하거나 남을 사랑할 때도 기분이 좋아진다.

이 원시 신경은 어찌 된 영문인지 인간에게만 있는 대뇌로 들어가서 뇌의 거의 모든 중요한 작용에 관여한다. 즉, 뇌의 사방에 뻗어가 운동과 기억, 학습뿐 아니라 가장 고차원적인 인간의 정신에까지 관여한다.

인간이 고등 동물이 될 수 있었던 것은 대뇌가 발달했기 때문이라고 한다. 하지만 단순히 대뇌가 발달했기 때문만은 아니며, 대뇌를 사용할 때 쾌감을 느끼도록 A10 신경이 뻗어 있기 때문이다.

인생은 내가 생각하는 대로 된다

인간의 대뇌가 점차 커지자 마침내 좌뇌와 우뇌로 나뉘어 각기 다른 역할을 맡기 시작했다. 그런데 데카르트 시대 이후부터 인간은 좌뇌가 중심이 되는 '자기뇌'의 화신처럼 되고 말았다. 물론 사물을 처리하는 계산 능력이나 근육을 움직이는 활발한 행동력은 좌뇌 계통의 호르몬을 사용해야 한다.

하지만 그것만으로는 행복하고 만족스러운 인생을 살 수 없다. 오히려 노화가 촉진되고 생활습관병에 걸릴 위험이 증가한다. 문명이나 과학이 아무리 진보해 인간의 생활에 기여한다 해도 좌뇌 중심의 생활방식을 바꾸지 않으면 인간의 행복도는 조금도 높아지지 않을 것이다.

산업혁명 이후 생산성은 비약적으로 향상되었고, 그 이전 시대보다 사람들은 물질적으로 더 풍요로워졌다. 하지만 그만큼 인간의 행복도가 높아졌는가 하면 그렇지 않다. 좌뇌 중심으로 사는 한 이 현상은 바뀌지 않을 것이다. 그렇다면 어떻게 해야 할까?

결국은 우뇌에서 정보를 끌어내야 한다. 우뇌의 유전자에 새겨진 선조로부터 물려받은 정보를 기억의 수면 위로 끌어내면 최적의 생존 정보가 존재감을 드러낸다. 그것들을 하나씩 도입하면 인생에서 행복과 성공을 이룰 수 있을 것이다.

A10 신경이 인간의 최상위 뇌인 전두연합령까지 뻗어 있다는 것은 무엇을 의미할까? 그것은 우리에게 '우뇌를 마음껏 사용하

라'고 말하는 것과 같다. 그렇게 하면 인생을 기분 좋게 살 수 있으며 성품도 좋아진다.

인간의 뇌는 엄청난 용량을 갖고 있지만 풀가동할 수 없는 구조이다. 아무리 맛있는 요리라도 과식하면 쳐다보기조차 싫어지고, 성행위도 마찬가지다. 그렇지 않으면 뇌가 과열되기 때문이다. 그런데 인간이 최상위 뇌를 사용할 때만큼은 왜인지 A10 신경이 개방되어 뇌내 엔도르핀이 끝없이 방출된다. 도박장의 슬롯머신에서 돈이 마구 쏟아지는 것 같은 상태이다.

이것은 유전자의 방향성을 나타낸다. 유전자는 어떤 방향성을 가진다. 이것은 우주의 의사, 목적이라고 표현할 수도 있다. 우주에는 세상이 시작될 때부터 도달해야 할 어떤 목표가 존재하는 것이다. 누가 그것을 만들었는지는 알 수 없다. 하지만 유전자가 아무 논리 없이 움직이지 않고 하나의 방향성을 갖고 있다는 것은 우주의 의지가 존재한다는 것을 암시해준다.

예를 들어, 감나무 씨앗과 밤나무 씨앗을 땅에 심으면 싹이 트고 꽃이 피며 이윽고 열매를 맺는다. 그때 감나무에서는 감이, 밤나무에서는 밤이 달린다. 감나무에 밤이 열리거나 밤나무에 감이 열리지 않는다. 유전자 정보가 그렇게 정해졌기 때문이다. 씨앗의 어딘가에 '너는 감나무가 되거라', '밤나무가 되거라'라는 프로그램이 짜여 있는 것이다.

이것은 인간도 마찬가지며 나는 그 프로그램이 우뇌에 있다고 상정한다. 유전자가 완성되었을 때부터 우뇌에는 우리가 인간으로서 가야 하는 길, 하나의 스토리와 같은 것이 장착되어 있다. 그곳을 향해 갈 때 우리는 최적으로 생존할 수 있다. 그 길에서 벗어나면 '안 돼. 돌아가'라는 신호가 발생한다. 병도 그 신호 중 하나이다. 본래 병은 자연치유력으로 낫는 성질이 있다. 길을 벗어났을 때 바로 수정하면 자연스럽게 낫는다.

우리는 지금 좌뇌 중심으로 살고 있기 때문에 밤나무나 감나무 씨앗처럼 올바른 방향으로 살지 못하고 있다. 좌뇌를 자신의 전부라고 생각하고 자신의 욕망이 가는 대로 살고 있다. 눈으로 본 것밖에 믿지 않고 유전자를 거스르는 행동을 한다.

진리, 정의, 선(善)과 같은 가치관은 우뇌가 우리에게 가르쳐주는 길일지도 모른다. 그 길을 걸어가면 보호받고, 그 길을 벗어나면 배제된다. 우주의 시스템은 그렇게 이루어져 있다.

우주의 시스템을 창조한 존재가 보기에 우리 인간은 아무리 발전했다 해도 여전히 미미한 존재일 뿐이다. 몇몇 사람들만이 그 점을 깨달았을 뿐인데 이때 종교가 중요한 역할을 한다. 종교의 '종(宗)'에는 산스크리트어로 '연결한다'는 뜻이 있다고 한다.

'교(教)'에는 가르친다는 뜻 외에 '힘'이라는 뜻도 있다. 즉, 종교는 어떤 두 가지를 '연결하는 힘'을 의미한다.

그렇다면 무엇을 어떻게 연결할까? 중력이 우리를 지구와 연결한다고 해석할 수도 있다. 즉, 우리는 지구상의 법칙이나 원리에 따라 살면 된다. 그런 삶을 살면 최적의 생존이 가능하다. 그 방법을 알려주는 것이 바로 우뇌이다. 우뇌가 가르쳐주는 방식대로 산다면 우리는 편안한 마음으로 모든 소망을 이루며 살 수 있을 것이다. 우뇌는 엄청난 힘을 갖고 있기 때문이다.

우뇌를 활용하는 네 가지 방법

마지막으로 우뇌를 활용하는 방법을 정리하겠다. 일단 우뇌의 속삭임에 귀를 기울이는 마음가짐으로 살자. 그냥 두면 우리는 아무래도 좌뇌 중심으로 살아가기 쉽다. 그 자체는 잘못된 일이 아니지만 그래서는 인간답게 최적의 생존을 할 수 없다. 좌뇌 중심으로 살면 스스로 자신의 생명을 단축시키기 때문이다.

우뇌를 활용하는 네 가지 방법으로, 첫째는 '플러스 발상'을 하는 것이다. 이에 관해서는 다음 장에서 자세히 다루겠지만 모든 일을 좋은 쪽으로 생각하는 습관을 들이면 된다.

둘째는 스트레칭(맨손체조) 등으로 '근육을 사용하는 운동'을 하는 것이다. 운동이 중요하다는 것은 누구나 아는 상식이지만 의외로 운동하는 방법이 잘못된 사람이 많다. 아무리 운동을 많이 해도 근육을 바르게 사용하지 않으면 오히려 건강을 해칠 수 있다. 근육을 바르게 사용하면 뇌내 엔도르핀도 나온다.

셋째는 일상생활 중 '명상하는 습관'을 기르는 것이다. 명상이 습관으로 자리 잡으면 당신은 언제든지 뇌내 엔도르핀이 나오는 세계로 들어갈 수 있다. 그때 우뇌는 당신에게 지혜를 줄 것이다.

넷째는 '뇌에 영양을 공급하는 식사'를 하는 것이다. 뇌내 엔도르핀은 체내에서 만들어지며 단백질을 원료로 한다. 잘못된 식생활을 하면 자신도 모르는 사이에 노화를 촉진해 생활습관병을 유발한다. 이것은 우뇌가 작동하지 않는다는 증거라고도 할 수 있다.

이 네 가지 항목을 실천하면 당신은 저절로 우뇌형 인간이 될 것이다. 우뇌형 인간이 되면 인생은 미리 정해진 본래의 방향으로 자연스럽게 흘러간다. 기쁨이 가득한 세상으로 말이다.

1장
요약 정리

- 인간의 뇌는 원뇌(파충류 뇌)와 원시포유류 뇌(동물 뇌), 신포유류 뇌(인간 뇌)인 3중 구조로 이루어져 있다.
- 인간의 뇌가 다른 동물과 가장 크게 다른 점은 좌뇌와 우뇌가 기능을 분담한다는 것이다.
- 좌뇌는 언어와 계산, 논리를 관장하고, 우뇌는 감정과 직감을 관장한다는 것이 기존의 통념이었다.
- 좌뇌는 감정을 비롯해 자기 대(代)의 정보가 담긴 '자기뇌'이고, 우뇌는 선조에게 이어받은 유전자 정보를 가진 '선천뇌'로 해석할 수 있다.
- 인간의 유전자에 새겨진 정보는 대략 5백만 년분이므로 우뇌에는 기본적으로 5백만 년분의 인류의 지혜가 담긴 소프트웨어가 들어 있다.
- 좌뇌에는 자신의 대에서 경험하거나 배운 정보가 쌓이며 손익 계산과 쾌감, 불쾌감을 느낀다.

- 우뇌에는 좌뇌의 10만 배가 넘는 정보가 축적되어 있다.
- 우뇌는 선천뇌인 동시에 마음이 존재하는 곳이다. 우뇌를 활용해야 최상의 삶을 살 수 있다.
- 이미지 트레이닝은 우뇌의 문을 여는 효과가 있으며, 우뇌 계통의 호르몬이 활발하게 나온다.
- 우뇌에는 선조가 물려준 모든 정보가 유전자로 저장되어 있다.
- 유전자에는 어떤 방향성이 새겨져 있으며, 그 방향성이 곧 우주의 의지이다.
- 마음과 감정은 다르다. 좌뇌 중심인 감정은 손익 계산과 쾌감, 불쾌감에 의해 좌우되지만, 우뇌 중심으로 살면 과거에서 쌓여온 유전자의 방향성을 따르는 힘이 나온다.
- 누구는 오래 살고 누구는 일찍 죽는 까닭은 우뇌 중심으로 사느냐 좌뇌 중심으로 사느냐에 따른 것이다.
- A10 신경은 인간의 모든 행위에 관여하며 쾌감을 안겨준다.
- 우뇌를 활용하는 네 가지 방법

  ① 플러스 발상을 한다.

  ② 근육을 사용한다.

  ③ 명상을 한다.

  ④ 식생활에 주의한다.

2장

플러스 발상을 어떻게 할 것인가?

오감을 사용하면 우뇌 효과가 나온다 | 스트레스 해소가 스트레스를 만든다 | 자신의 경험에만 의지하지 마라 | 우뇌의 힘으로 즐거운 일만 생각하자 | '일소일소 일노일로'가 플러스 발상이다 | 나에게 일어난 일을 '당연하다'고 생각하라 | 자신에게 일어난 일은 일종의 신호이다 | 어떻게 하면 우뇌 발상을 할 수 있는가? | 뇌내 엔도르핀으로 젊음을 되찾는다 | 마이너스 발상을 하면 발암률이 5배 | 엄마의 스트레스가 아이를 아토피 체질로 만든다 | 거울에 비친 자신에게 말을 걸어라

플러스 발상을 어떻게 할 것인가?

오감을 사용하면 우뇌 효과가 나온다

인간에게는 오감이 있다. 오감이란 시각, 청각, 촉각, 미각, 후각의 다섯 가지 감각을 말하는데 우리는 시각을 특히 중시하는 경향이 있다. 그런데 눈으로 볼 수 있는 것만 믿다 보니 여기저기서 폐해가 발생한다.

오감은 사용하지 않으면 점차 쇠퇴하므로 시각 외의 다른 감각도 적극적으로 사용해야 한다. 오감을 만족시키는 행위는 플러스 발상을 하는 습관을 들이는 데에도 효과적이다. 예를 들어, 아름다운 그림을 보거나 음악을 듣는 취미는 뇌를 적극적으로 자극해 우뇌의 문을 열게 한다.

일을 하다 보면 어떤 문제를 해결해야 하거나 좋은 아이디어를 내야 할 때가 있다. 보통은 책상 앞에서 끙끙거리며 답을 찾으려고 하는데 그것은 좋은 방법이 아니다. 그때는 우선 어떤 방법이 좋을지 집중해서 생각해보자. 이것은 좌뇌에 정보를 강하게 입력하게 한다. 그 뒤 음악을 듣거나 미술관에 가거나 산에 가는 등 자신이 좋아하는 일을 한다. 이때 메모지와 펜을 지참한다. 좋아하는 일을 할 때 우뇌에서 뇌내 엔도르핀이 분비돼 영감이 떠오를 가능성이 높기 때문이다.

좌뇌에서 언어 형태로 만들어져 나오는 생각은 특별한 힌트가 되지 않는다. 즐겁게 일을 하는 과정에서 우뇌에서 영상으로 발신되는 것들이 훨씬 가치 있다. 떠오른 영감이 무엇인지 아직 확실하지 않아도 일단 메모하자. 그것은 한 단어일 수도 있고, 단편적인 영상일 수도 있다. 메모를 찬찬히 살펴보면 답이 나올 것이다. 선조에게서 받은 우뇌에 쌓인 정보는 이렇게 활용한다. 이것이 우뇌를 잘 사용하는 방법이다.

뉴턴이 만유인력의 법칙을 발견했을 때를 생각해보자. 어느 날 나무 밑에서 낮잠을 자다가 무심코 사과가 떨어지는 광경을 보고 우뇌에서 정보를 보내지 않았을까?

나는 좋아하는 그림이나 글귀를 벽에 걸어두고 자주 바라본다. 그림을 응시하고 있으면 현실감을 잃고 빨려 들어가는 느낌이 들 때가 있는데 이것은 우뇌가 작동하고 있다는 증거이다. 여러분도 하루에 한 번이라도 그런 시간을 가질 것을 권한다.

나는 음악도 자주 듣는다. 우뇌를 자극하려면 바로크나 고전파 음악처럼 멜로디가 중심인 곡이 적합하다. 가사의 의미를 생각하게 하는 종류의 곡은 적당하지 않다. 재즈는 의외로 뇌에 효과적이다. 인간은 생리적으로 어떤 것을 살짝 비틀어놓은 것이 기분 좋게 느껴지는데 재즈가 이에 해당된다. 파도 소리나 시냇물 소리도 마찬가지다.

트로트는 어떨까? 트로트를 좋아하는 사람이 들으면 물론 뇌내 엔도르핀이 나온다. 그런데 트로트는 가사가 있는 것이 문제이다. 가사를 듣고 감정 이입을 하면 플러스 발상에 도움이 되지 않는다. 트로트 가사의 대부분이 '연인에게 버림받았다'거나 '슬퍼서 눈물이 난다'와 같은 마이너스 사고에 바탕을 둔 것들이기 때문이다.

독경은 음악은 아니지만 느릿느릿한 리듬과 단조로운 곡조가 마음을 차분하게 해준다. 독경의 의미를 알아듣는 사람은 매우 드물 것이니 독경도 음악의 범주에 넣어도 되지 않을까?

나는 냄새도 중시한다. 아로마 테라피가 한창 유행한 적이 있었는데 냄새는 뇌를 직접적으로 자극하므로 최대한 좋은 냄새를 맡을 수 있는 환경을 만들어야 한다. 개인적으로는 편백나무 향을 좋아해서 에센셜 오일을 집안 곳곳에 두고 틈날 때마다 심호흡을 한다. 좌뇌 중심의 생활을 하다 보면 마음의 여유가 없어져서 '냄새 같은 게 뭐가 중요해'라고 생각할 수 있다. 하지만 그럴수록 좋은 향기를 맡을 수 있는 플러스 환경을 만들어야 한다.

오감 중 하나인 미각, 즉 혀를 기분 좋게 한다는 의미에서는 식사법도 중요하다. 배를 채우는 데에만 집중하지 말고 음식의 맛을 음미하면서 먹어보자. 최대한 제철 재료로 만든 음식을 식탁에 올리고, 자연의 은혜에 감사하면서 먹는다. 식사시간은 하루에 세 번이나 있으므로 이 방법을 최대한 활용하자.

사실 최근의 나는 너무 바빠서 '음식을 음미하며 먹는' 여유를 잃는 날이 많았다. 반성해야 할 부분이다. 이렇듯 오감을 이용하는 방법은 특별히 노력하거나 연습하지 않아도 쉽게 뇌내 엔도르핀을 분비시키고 명상 효과까지 얻을 수 있다.

우리 병원에서는 전문업체와 협력해서 특수한 파장을 일으키는 빛을 망막에 비추어 α파가 최대로 나오는 순간을 찾는 장비를 만들었다. 오감 중 시각을 자극하여 이완 효과를 얻는 방법이다. 그리고 특수한 향료를 섞어서 코점막에 살짝 도포하는 후각 효과와 내가 작곡한 유전자 음악을 들려주어 청각 효과를 꾀하는 세 가지 방법을 세트로 만들었다.

이 방식을 시도한 후 상당히 좋은 평가를 받았다. 시각, 후각, 청각의 종합 세트를 이용하면 약간의 자극으로도 상당한 효과를 낼 수 있다. 특히 도시에서 사는 사람들은 녹색이 풍부한 자연의 풍경이나 시냇물이 흐르는 소리, 새가 지저귀는 소리 등을 보고 들을 기회가 거의 없다. 그래서 이렇게 인위적인 방법으로라도 자연의 소리를 들으면 뇌내 엔도르핀 분비량이 확 증가한다.

현대는 스트레스가 많고 여유를 찾기 힘든 시대이다. 10분이든 20분이든 매일 명상을 하면 가장 좋겠지만 실제로 그렇게 실천하기는 쉽지 않다. 명상은 몸과 마음이 하나가 되어야 가능하다. 이 경우의 몸은 오감으로 이루어진다. 오감을 기분 좋은 상태로 만들고 마음을 차분히 진정시키면 쉽게 명상을 할 수 있다.

스트레스 해소가 스트레스를 만든다

인간은 기분 좋은 상태를 유지하고 싶어 한다. 여기서 문제는 그 상태를 얻는 방법이다. 스트레스 해소라는 명목 하에 폭식을 하거나 쾌락을 위해 성행위를 하거나 충동구매를 하는 사람들을 종종 볼 수 있다. 물론 그렇게 하면 그 순간에는 뇌내 엔도르핀이 나온다. 그래서 사람들은 스트레스를 받으면 별 생각 없이 그런 방식으로 스트레스를 푼다.

문제는 그 다음이다. 당시에는 스트레스가 해소되었지만 다시 새로운 스트레스가 생기기 때문이다. 쇼핑으로 스트레스를 해소하면 생활비가 부족해진다. 폭식은 비만의 지름길이므로 결국 건강을 해친다. 무분별한 성행위로 인해 문제가 생기기도 한다.

도박과 절도도 마찬가지다. 간혹 짜릿함을 느끼고 싶어서 편의점 등에서 물건을 훔치는 사람이 있다. 이 경우에도 순간적으로 뇌내 엔도르핀이 나온다. 하지만 이것은 바르게 사는 방법이 아니다. 동물 뇌 차원에서의 손익과 쾌감과 불쾌감만을 추구하며 사는 방식이다.

전두엽에는 그렇게 살면 안 된다는 메시지를 전달하는 메커니즘이 있다. 하지만 전두엽이 효과적으로 뇌를 통제하지 못하면 이런 서툰 방식으로 스트레스를 해소하게 된다. 이런 식으로 뇌내 엔도르핀을 얻는 것은 병에 걸리기로 작정한 행위나 다름없다.

뇌내 엔도르핀을 분비하는 방식에도 지혜가 필요하다. 예를 들어, 야구를 좋아하는 사람이 야구 경기를 관람하는 것은 바람직하다. 자신이 응원하는 팀이 졌을 때는 잠깐 스트레스를 받을 수도 있지만 팬심이라는 것은 기본적으로 플러스 발상에 속하기 때문이다.

팬은 자신이 응원하는 팀이 경기에서 져도 화내지 않는다. 경기 내용이 좋으면 졌지만 잘 싸웠다고 뿌듯해한다. 경기 내내 지고 있다가 어쩌다 점수가 나면 마치 최종 우승한 것처럼 기뻐하며 환호성을 지른다. 그들은 충분히 야구를 즐긴다. 지금은 경기에서 지고 있지만 결국 역전승을 거둘 거라는 희망을 품는다. 기적을 기대하는 마음은 곧 플러스 발상이다.

종종 노인에게 치매에 걸리지 않으려면 머리를 써야 한다고 말한다. 장기나 바둑은 머리를 쓰는 행위이기 때문에 치매 예방에 효과적이다. 반면 승부를 가르는 일이므로 승패에 집착하는 사람에게는 역효과를 낳는다.

또 주식투자처럼 돈과 직접 관련된 일도 바람직하지 않다. '즐기면서 한다'고 말해도 욕심과 손익 계산이 얽히면 아무래도 좌뇌가 활동하기 쉽다. 우뇌를 사용하려면 순수하게 즐기는 차원에서 해야 한다. 일이 아무리 즐거워도 좌뇌를 사용해야 한다면 이성과 타산이 빠르게 움직여 뇌내 엔도르핀이 활발하게 분비되지 않기 때문이다.

물론 나뭇잎이 보이는 툇마루에 앉아서 차분히 장기를 두는 것은 좋은 일이다. 그런데 막상 해보면 이유 없이 승부에 집착하는 경우가 종종 생긴다. 골프도 그렇고 집에서 취미 삼아 하는 화투나 포커도 마찬가지다. 시합에서 져서 마음이 상할 수 있는 취미는 하지 않는 편이 좋다.

이렇게 바람직하지 않은 형태로 스트레스를 해소하는 습관은 어떻게 고칠 수 있을까? 나는 명상을 강력하게 추천한다. 명상을 하면 신기하게도 마음의 여유가 생기고 인간다움이 되살아난다.

명상을 하는 방법은 4장에서 자세히 다루겠지만 반드시 무념무상의 경지에 도달해야 할 필요는 없다. 자신이 좋아하는 세상을 마음껏 상상하기만 하면 된다. 좋아하는 일을 하며 거기에 푹 빠져 있는 아이의 모습은 내가 생각하는 명상과 대단히 흡사하다.

현대의 오락은 자극과 흥분의 세상을 만들었다. 도박이나 비디오게임 등도 그렇다. 그런 종류의 오락을 많이 하면 주로 좌뇌만 쓰게 된다. '잠깐 심심풀이로 하는 건데 뭐 그렇게 영향을 받겠어?'라고 생각하는 사람도 있겠지만 지나치게 손익이나 승패를 의식하게 되면 스트레스를 해소하긴커녕 더욱 피곤해진다.

예를 들어, 신에게 소원을 들어달라고 기도하는 경우를 생각해보자. '가내 평안'이나 '사업 번창', '합격 기원' 등 소원의 내용 자체는 플러스 발상과 연관이 있을 수 있지만, '부탁하는' 마음을 먹는 것 자체가 잘못이다.

우리 병원에서 측정한 결과에 따르면 '부탁'은 아드레날린계 호르몬의 분비를 촉진한다. 따라서 병에 걸렸을 때 '건강하게 해주세요'라고 부탁하는 것도 좋지 않다. '고맙습니다'라는 말은 좋지만 '잘 부탁합니다'라고 하면 오히려 스트레스를 만든다는 것이다. 기꺼이 자신의 것을 내려놓는 마음가짐이 중요하다.

앞에서도 말했지만 소리 내어 말하는 것도 우뇌의 움직임을 자극한다. 어떤 문제가 생겼을 때 "자, 이 문제는 어떻게 할까?"라고 입 밖으로 소리 내어 말해보자. 답이 떠오르면 "아, 그렇구나, 그런 방법이 있었구나. 좋은 방법인데!"라고 또 소리 내어 말해보자.

머릿속에서 영상을 그리며 마음속으로 말해도 되지만 익숙하지 않을 때는 소리 내어 말하는 편이 우뇌를 더욱 활성화한다. 앞에서 말했듯이 우뇌는 전달 능력이 약한 과묵한 뇌이다. 뛰어난 정보가 가득하지만 그것을 적극적으로 알려주진 않는다. 소리 내어 말하는 등 좌뇌를 움직이게 해서 우뇌가 좌뇌의 목소리를 듣게끔 해야 한다.

우뇌에 어떤 정보를 기억하게 하는 경우에도 마찬가지다. 우뇌는 언어로 기억하지 않는다. 언어나 논리로 기억한 것은 좌뇌에 저장되고 끝이다. 우뇌에 정보로서 축적하고 싶을 때는 영상이나 음성으로 만든다. 그러면 뇌량을 통해 우뇌로 들어간다. PET 등을 보면 그 점을 뚜렷하게 확인할 수 있다.

자신의 경험에만 의지하지 마라

자기 앞에 닥친 현실에 대해 플러스 발상을 할 수 있느냐는 그 일을 플러스로 해석하느냐 마이너스로 해석하느냐에 달려 있다. 우리는 자신에게 일어난 일(현실)이 인생을 바꾼다고 생각하지만 사실은 그렇지 않다. 일어난 일보다는 당면한 현실을 어떻게 받아들이느냐가 더 중요하다. 부정적인 일이 발생하면 그것을 부정적으로 해석하는 것이 맞는 것처럼 보인다. 하지만 이것은 좌뇌 중심의 사고방식일 뿐이다.

예를 들어, 대학 입시에 실패했다고 하자. 그 일을 플러스로 해석하기란 쉽지 않다. 원하는 대학에 들어가지 못한 자신을 어떻게 긍정할 수 있단 말인가? 이것은 분명 좌뇌에서는 부정적으로 생각할 일이다. 좌뇌는 그 사람이 태어난 뒤에 쌓은 경험과 지식을 토대로 해석하므로 원하는 대학을 목표로 노력한 사람이 입시에 실패하면 낙심하는 것이 당연하다.

하지만 인류의 지혜가 담겨 있는 우뇌는 시험에 떨어진 뒤 오히려 새로운 인생의 문을 열게 된 과거의 사례를 얼마든지 알고 있다. 그러므로 시험에 떨어져도 좌절하지 않는다. 우뇌를 활용하면 그런 지혜를 배울 수 있다.

좌뇌에서 나오는 것은 무척 얕은, 당신이 살아오면서 쌓은 고작 수십 년 동안의 지혜임을 알아야 한다. 백 번 생각한 끝에 '이게 최대한 깊이 생각해서 내린 결론'이라고 해도 그것은 최대가 아니다. 우뇌의 관점에서 보면 모래알만 한 크기에 지나지 않는다.

사람들은 종종 '자기(自己)' 또는 '자아(自我)'라는 말을 하는데 사람이 의식하는 자신은 '자기'이며, 대부분 그것이 전부라고 여긴다. 그래서 어떤 마이너스적인 일이 닥치면 '이제 다 틀렸다'고 생각한다.

그런데 '자아'로 해석하면 어떨까? 한 인간이 지닌 가능성은 바다처럼 넓고 깊다. 무한하다고 해도 좋다. 우리는 '자기'라는 의식의 세계에서 생활하지만 실제로는 무의식의 세계인 '자아'의 영역이 존재하며, 그것이 훨씬 더 큰 비중을 차지한다. 무의식적 '자아'의 영역에 있는 지혜는 우뇌에서 얻을 수 있다. 그러므로 플러스 발상을 통해 우뇌에 있는 정보를 얻으면 절대 잘못된 길을 가지 않는다.

하지만 우뇌 중심으로 플러스 발상을 하기란 쉽지 않다. 감정이 방해하기 때문이다. 감정은 가장 다루기 어려운 마음의 작용이며, 대부분의 사람은 감정을 조절하지 못해서 인생에서 실패한다.

그렇다면 어떤 식으로 우뇌에서 정보를 얻어 좌뇌의 지배에서 벗어날 수 있을까? 먼저 자기의 한계를 확실하게 인지해야 한다. 우리 몸 전체에서 볼 때 '자기'는 1%에도 미치지 못하는 사소한 존재이며 그 하찮은 '자기'가 감정을 만든다. 그러니 '감정 따위에 휘둘릴쏘냐'라고 생각해보자.

근대 이후 서양에서는 개인주의가 주류를 이루었다. 그런데 개인주의는 상당히 문제가 많은 사고방식이다. '나는 생각한다. 고로 존재한다'는 데카르트의 명언은 현대인에게는 너무나 당연한 명제지만, 명언의 '나'가 좌뇌 차원의 자기를 가리킨다면 잘못된 방향으로 살아갈 수도 있다. 그곳은 손익 계산과 쾌감,

그림 6 '자기'와 '자아'의 개념도

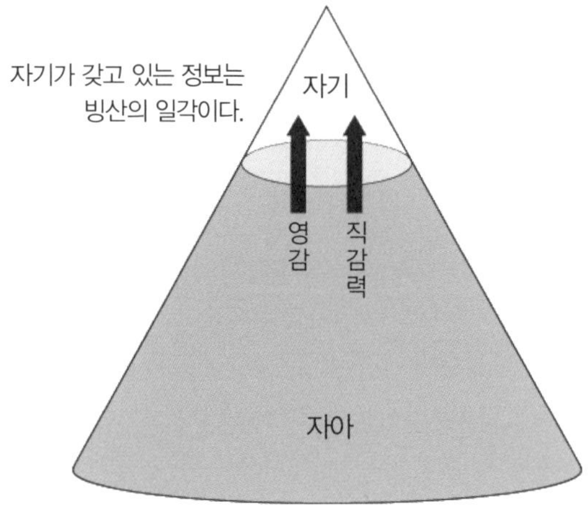

불쾌감이 지배하는 세상이기 때문이다.

우리는 자신이 겪은 인생과 세상을 보고 나름의 결론을 내린다. 하지만 삶의 방법을 좌뇌로 결정하는 일은 하지 말아야 한다. 좌뇌는 내가 태어난 뒤, 즉 고작 한 세대가 쌓은 지혜로 사물을 판단하기 때문이다.

반면 우뇌는 선천뇌이므로 과거의 모든 지혜가 모여서 사물을 판단한다. 좌뇌가 혼자라고 하면 우뇌는 십만 개의 삶들이 온갖 지혜를 짜내는 것이다. 어느 쪽의 지혜에 의지해야 할지는 논쟁할 여지도 없다.

좌뇌가 두려운 이유는 또 하나 있다. 개인차가 크다는 것이다. 어떤 처지나 환경에서 사느냐에 따라 좌뇌에 입력된 정보가 매우 다르다. 당신과 나의 우뇌에 저장된 정보는 별로 다르지 않지만 좌뇌의 정보는 크게 차이가 나므로 상대가 나의 결정을 다르게 받아들일 가능성이 높다. 그러니 겸허한 자세로 우뇌의 정보를 믿고 의지해야 하지 않겠는가!

파충류는 로봇뇌에 지배당한다고 해도 좋을 만큼 기계적이고 반사적으로 몸을 움직인다. 여기에 개나 고양이는 쾌감과 불쾌감이라는 감정이 추가되므로 상당히 많은 경우에서 감정에 따라 행동한다.

예를 들어, 개나 고양이는 배가 고파도 자신이 싫어하는 음식은 여간해선 먹지 않는다. 배가 고픈데도 먹지 않는 것은 '싫어하는 것'에 관한 부정적인 감정이 공복감을 이기기 때문이다. 즉, 하위 뇌는 일정한 단계까지는 상위 뇌의 명령에 따른다. 이것은 인간도 마찬가지므로 사고가 마이너스 발상으로 기울려고 할 때는 최대한 상위 뇌를 사용해보자.

불쾌한 일이 생겼을 때 단순히 '불쾌하다'고 생각하는 것은 개나 고양이와 다를 바 없는 감정 수준에서 생각하는 것이다. 이때는 인간의 최상위 뇌, 즉 우뇌를 움직이게 한다. 우뇌로 생각하면 감정에 지배당하지 않는다. 그런데 우뇌를 움직이게 하려면 어떻게 해야 할까? 지금 어느 쪽 뇌가 지배적으로 활동하는지를 알기 위해 항상 측정기를 갖고 다닐 수는 없는 노릇 아닌가?

가장 기본적인 방법은 대상(상황)에서 의식을 돌리는 것이다.

치과 의사가 종종 이 방법을 사용한다. 치과 병원의 의자에 누워서 드릴로 충치를 제거하는 일에만 의식을 집중한다면 환자는 통증을 더욱 예민하게 느낄 수밖에 없다. 이것은 바람직한 방법이 아니다. 그래서 치과 의사는 환자의 의식을 치아에서 멀어지게 하기 위해 치료와 상관없는 가벼운 이야기를 하거나 클래식 음악을 들려준다.

이것은 프랑스의 심리학자 E. 쿠에의 '마음속에 두 가지 생각이 생기면 병렬 상태로 존재할 수는 있지만 서로 겹칠 수는 없다'는 자기암시에 관한 원칙을 이용한 것이다. 이 원칙대로 즐겁게 생각하고 바람직한 방향으로 머릿속을 채워 넣자. 그러면 불쾌한 생각은 '사라질' 것이다. 이것이 우뇌의 위력이다. 우뇌를 잘 사용하면 어떤 일이 벌어지든 간에 부정적인 감정에 빠지지 않는다. 머릿속으로 생각한 일이 곧 현실이 되기 때문이다.

내가 입이 닳도록 명상을 권하는 이유는 우리 병원의 명상법은 일반인도 실천하기 쉽기 때문이다. 승려가 수행하듯이 어렵고 복잡한 과정이 없으며 '즐거운 일을 생각하는' 것이 중심이다. 이것이 가능해지면 어떤 일이든 자연스럽게 플러스 발상을 하게 된다.

우뇌는 좌뇌가 아는 모든 정보를 알 수 있다. 또한 유전자에 축적된 아주 오랜 기억까지 자유롭게 끌어낼 수 있다. 우리가 그 사실을 좀처럼 깨닫지 못할 뿐이다. 반면 좌뇌는 한 세대만의 경험과 지식을 바탕으로 사고한다. 우뇌 중심으로 사고하려면 좌뇌의 흥분을 약간 가라앉혀야 한다. 다시 말해 뇌내 엔도르핀이 분비되게끔 하는 것이 가장 효과적이다.

우리는 종종 '자기다움'이라는 말을 하는데, 자칫하면 자기 세대에서 쌓은 경험과 지식에만 의존해서 근시안적 사고를 하는 것을 '자기다움'이라고 해석하기 쉽다. 그러면 현재 자신의 능력과 환경을 의식해서 한계를 설정하게 된다. 하지만 지금의 나는 과거의 선조들을 대표하는 존재이다. 이렇게 생각하면 한계를 뛰어넘어 더욱 넓고 큰 가능성이 펼쳐져 있음을 인식할 수 있다. 그것이 플러스 발상의 출발점이다.

'일소일소 일노일로'가 플러스 발상이다

오해하지 말아야 할 것이 있다. '우뇌 중심'이라는 말이 우뇌만으로 만사를 처리한다는 뜻이 아니라는 것이다. 우뇌는 언어를 담당하지 않지만 우리는 언어를 통해 사물을 인식하는 경우가 많다. 따라서 우뇌의 정보를 실제로 활용하려면 우뇌에서 나온 정보가 좌뇌로 전달되어야 한다.

우리 병원에서는 다양한 요법을 이용해 우뇌의 지혜를 좌뇌로 전달한다. 명상도 그중 하나이고 운동과 식사도 그렇다. 그 방법과 효용을 3장 이후에 소개하겠다. 확실한 것은 우리는 아주 간단한 방법으로 건강하고 행복한 삶을 살 수 있다는 것이다.

플러스 발상을 죽어도 못하겠다면 한 가지만 기억하자. 바로 '소망은 물질화한다'는 것이다. 어떤 소망이든 머리에서 생각한 것은 물질화, 즉 현실이 되어 나타난다.

좋은 소망은 A10 신경을 자극해 뇌내 엔도르핀을 분비시키고 기분이 좋아지게 한다. 반대로 나쁜 소망은 뇌내 엔도르핀과 정반대의 물질을 분비시켜서 병이 들거나 빨리 늙게 한다.

'일소일소 일노일로(一笑一少 一怒一老)'라는 말이 있다. 한 번 웃으면 한 번 젊어지고, 한 번 화내면 한 번 늙는다는 뜻이다. 내가 권하는 플러스 발상과 똑같은 뜻의 말이다. 플러스 발상을 하면 젊어지고, 마이너스 발상을 하면 늙는다.

"우리는 자신의 내면에 끝을 알 수 없는 힘을 갖고 있다. 하지만 그 사실을 깨닫지 못하고 힘을 사용하면 우리 몸에 해를 입힐 수 있다. 반대로 의식적이고 분별 있는 방법으로 힘을 끌어내면 결국 그 힘이 자신을 지배하게 되어 육체적·정신적 질환을 예방할 수 있을 뿐 아니라 타인도 도울 수 있다. 나아가 우리 개개인이 각자의 생활에 적합한 행복을 얻는다." (C.H. 브룩스 / E. 쿠에, 《자기암시》 중에서)

이것은 앞에서 소개한 쿠에 박사의 말인데, 19세기 서양에서도 이미 동양의학의 진수가 널리 알려졌음을 알 수 있다. 결론을 말하자면 '마음을 더 많이 사용하라'는 것이다.

그러나 지금까지는 마음의 정체가 무엇인지 제대로 알 수 없었다. 오히려 감정을 마음과 동일시하는 경향이 있었다. 그러다가 뇌의 작용을 살피면서 마음의 실체를 확인하게 된 것이다. 그 사실을 바탕으로 가설을 세우면, 마음은 감정과 전혀 다른 '우리가 만들 수 없는 세상'이라고 할 수 있다.

마음은 태어났을 때부터 뇌라는 기계 속에 기본 소프트웨어로 장착되어 있다. '최초에 마음이 존재한다'고 할 수 있다. 그런데 우리는 태어난 뒤 얻은 지식이나 정보에서 추출된 감정을 '자신의 마음'이라고 오해한다. 좌뇌를 마음이라고 생각한 것이다. 현대의 다양한 문제의 뿌리는 모두 여기에서 비롯된다고 봐도 좋다.

마음이 있는 곳을 좌뇌가 아닌 우뇌라고 한다면, 우리는 우뇌를 활용해서 마음을 되찾아야 한다는 결론이 나온다. 실제로 우뇌를 활용할 때는 뇌내 엔도르핀이 활발하게 분비되어 우리를 즐겁게 한다. 이것은 전 인류에서 보이는 현상이다.

나에게 일어난 일을 '당연하다'고 생각하라

나는 전작《뇌내혁명》을 출간한 뒤 '플러스 발상의 효용은 잘 알겠으니 플러스 발상을 하는 방법을 구체적으로 가르쳐 달라'는 내용의 편지를 많이 받았다. 그래서 여기서는 어떻게 하면 플러스 발상을 할 수 있는지를 효용성과 더불어 설명하겠다.

내가 진료하는 환자들 중 거식과 폭식을 반복하는 여성이 있었다. 전형적인 마이너스 사고형 인간이었다. 무슨 일이든 '왜 나만 이렇게 손해를 보는 거지?'라고 생각했다. 그녀는 어머니가 세 자녀 중 자신을 가장 소홀히 대했다고 생각했다. 하지만 사실은 그렇지 않았다. 어머니는 이 딸에게 누구보다 더 정성을 기울였는데 딸이 어머니의 마음을 전혀 알아주지 않은 것이다.

그녀는 거식과 폭식을 반복했고 아토피 증상도 발생해 우리 병원에 오게 되었다. 나는 이렇게 조언했다.

"내게 일어나는 모든 일들을 당연하다고 생각해보세요."

예를 들어, 교통사고가 나서 다쳤다면 그것을 불행이라고 생각하지 말고 '차를 타면 사고가 나는 것은 당연해'라고 생각하라는 것이다. 어머니에게 야단을 맞으면 야단맞을 만한 이유가 있다고 생각하라고 했다. 이런 식으로 모든 현실을 '당연하다'고 수용하는 것을 배우게 했다.

그녀는 처음에는 말도 안 된다는 반응을 보였지만 그 방법에 적응하자 아토피로 인해 생겼던 귀의 고름이 사라졌다. 그렇게 몸이 회복되자 그녀는 나를 깊이 신뢰하게 되었다.

다음으로 내가 한 일은 의미 부여였다. "나에게 일어나는 일에는 반드시 의미가 있다. 그 의미를 찾아라"고 했다. 이 환자는 지금까지 속상한 일이 생기면 그 일을 외면하는 습관이 있었다. 예를 들어, 부모에게 꾸중을 들으면 방문을 잠그고 나오지 않았다. 그리고 식사를 거부하거나 반대로 배가 터지도록 먹었다. 나는 그럴 때는 그렇게 계속 먹는 것에 어떤 의미가 있는지 생각해보라고 했다.

그녀는 그런 자신을 정말 못났다고 질책했다. 하지만 자기부정은 좋지 않다. 어떤 경우든 자신을 부정적으로 인식하면 뇌내 엔도르핀이 나오지 않는다. 그런 경우에는 '먹는 것은 중요한 의미가 있다'고 생각하게 했다. 그러자 그녀는 밝고 활기찬 모습을 되찾게 되었다.

사람들은 자기에게 일어난 일이 자신의 인생에 크게 영향을 미친다고 착각한다. 교통사고가 나서 다쳤다고 하자. 그러면 보통은 '이거 큰일 났다. 일을 제대로 할 수도 없고 수리비와 치료비도 나오겠지. 어쩌다 이런 일이 일어났지?'라고 생각한다.

하지만 일어난 일은 단지 '일어난 일'에 불과하며 그 일 자체가 문제가 되진 않는다. 문제는 그 사람이 그 일을 '어떻게 받아들이는가'이다. 즉, 인생에 크게 영향을 주는 것은 그 사람의 해석이다. 교통사고가 났는데 찰과상을 입었다고 하자. 그러면 '크게 다치지 않아서 다행이야. 이건 분명 조심해서 운전하라는 하늘의 충고일 거야'라고 생각할 수도 있다. 플러스 발상은 이렇게 모든 것을 자신에게 플러스가 되도록 해석하는 것이다.

물론 갑자기 플러스로 생각하기는 힘들다. 처음에는 '당연하다'고 받아들이는 일부터 시작하자. 그렇게 하면 플러스 방향으로 관점을 전환하기가 쉬워진다. 수용은 플러스 발상을 하기 위한 준비이다. 수용을 한 후 그 의미를 플러스로 해석하는 순서로 연습하면 비교적 쉽게 플러스 발상을 할 수 있다.

이때 첫 단계에서 '아, 짜증나'라고 생각하는 것은 금물이다. 스트레스 호르몬이나 도피 호르몬, 투쟁 호르몬이 분비되고 뇌내 엔도르핀은 절대로 나오지 않기 때문이다. 그 결과 마이너스 사고만 하게 된다.

자신에게 일어난 일은 일종의 신호이다

좋지 않은 일이 일어났을 때야말로 플러스 발상을 해야 한다. 사실 기쁘거나 즐거운 일이 생기면 누구나 플러스로 생각할 수 있다. 도저히 플러스로 생각할 수 없는 일이 터졌을 때에도 플러스 발상을 할 수 있어야 진정한 플러스 발상이다.

예를 들어, 부모가 세상을 떠났다고 하자. 누구나 슬플 것이다. 그런 때는 울면 된다. 우는 것은 마이너스 발상이 아니라 현실을 수용하는 모습이다. 다만 슬프다고 한탄만 하는 것은 좋지 않다. 슬픔 속에서 부모의 죽음에 의미를 부여함으로써 플러스 발상을 하는 것이 중요하다.

부모가 세상을 떴는데 어떻게 플러스 발상을 하란 말인가? 말도 안 된다고 생각할 수도 있다. 이제 내 경험을 이야기해보겠다.

나의 아버지는 1987년에 세상을 떠났다. 아버지의 죽음을 알았을 때는 너무나 슬퍼서 눈물이 멈추지 않았다. 그런데 세 시간쯤 울었더니 문득 이런 생각이 떠올랐다.

"아버지도 사람이니까 돌아가시는 게 당연하네."

"오빠는 어쩌면 그렇게 냉정해? 자기 부모가 죽었잖아!"

내 말을 들은 여동생은 크게 반발했다. 하지만 이것은 예전부터 할아버지와 아버지가 내게 여러 차례 한 말이었다. 나는 그렇게 생각하도록 교육받았지만 정작 아버지의 죽음이 닥치자 그 생각을 까맣게 잊어버린 것이다.

한번은 팔뼈가 부러진 적이 있었다. 그때 고통스러운 나머지 "아파요, 아파!"라고 소리를 질렀다. 하지만 할아버지는 이렇게 말씀하셨다.

"살아 있으니까 다치기도 하는 거야. 다치면 아픈 게 당연하지. 아픈 게 싫으면 죽는 수밖에 없어."

할아버지는 나를 이런 식으로 교육했다.

지금 일어난 일은 일종의 신호이다. 그 신호는 절대로 우리에게 나쁘게 작용하지 않는다. 무언가를 가르쳐주기 위한 신호일 수도 있다. 이 신호를 감지하는 것은 우뇌이다. 어떤 일이 닥쳤을 때 우뇌에게 물어보면 반드시 의미 있는 답을 얻을 수 있다. 단,

그렇게 하려면 플러스 발상을 해야 한다.

우리 가족 중 그렇게 생각하도록 교육받은 사람은 나밖에 없었다. 나는 가족들에게 할아버지의 가르침을 이야기해주었다. 그제야 그들은 내가 그런 말을 한 이유를 이해했고, 미소 지으며 아버지를 저세상으로 보내주었다. 문상을 온 이웃들이 보기에는 꽤나 이상한 가족으로 보였을 것이다.

아버지가 돌아가셨을 무렵 나는 병원을 짓는 중이었다. 완공을 불과 서너 달 앞두었는데 그때 나는 고민에 빠져 있었다. 서양의학을 전공하고 병원을 개업하기로 했지만 나는 대대로 동양의학을 해온 집안의 후계자이기도 했다. 가업을 잇는 후계자의 역할을 어떻게 수행할 수 있을지 생각을 정리하지 못해 괴로웠다.

그런데 아버지가 돌아가신 후 나의 고민이 한 번에 해결되었다. 아버지의 죽음에 대한 의미를 생각했더니 정답이 퍼뜩 떠오른 것이다. '네 병원은 이렇게 꾸려가거라.' 나는 아버지가 자신의 목숨 대신 내게 그 길을 안내해줬다고 생각한다.

우리 병원은 서양의학과 동양의학을 병행해서 병리적 현상은 있으나 아직 증상이 나타나지 않은 상태인 '미병(未病)'을 다룬다. 약 처방이나 검사에 의존한 치료를 최대한 피한다.

우리 병원에서는 바쁜 직장인이나 경영자들을 위해 한 시간 이

내에 끝나는 건강검진을 시행한다. 한창 바쁠 때는 몸 상태가 다소 좋지 않아도 일을 쉬기가 쉽지 않다. 그런 사람들을 위해 채혈과 문진만으로도 하루가 꼬박 소요되는 건강검진에 준하는 내용을 파악할 수 있다. 자화자찬 같지만 아주 획기적인 시도이다.

검사를 받는 날에도 식사와 음료를 평소대로 섭취할 수 있다. 알코올만 삼가면 된다. 그리고 위 검사를 받기 위해 메스꺼운 약물을 마시거나 위 내시경을 받거나 엑스레이를 찍지 않아도 된다. 채혈만으로 내시경보다 정밀한 결과를 얻을 수 있다. 본인의 몸 상태가 좋지 않다고 느끼면 잠깐 병원에 들르면 된다.

이렇게 간편한 건강검진이므로 나는 이것에 '언제든지 검진'이라는 이름을 붙였다. 이용하는 사람들도 만족스러워한다. 이 모든 것은 아버지의 죽음으로 인해 병원 운영 방식을 비롯해 많은 것을 느끼고 배웠기 때문에 가능했다.

예전에 내 주변에도 이와 비슷한 사례가 있었다. 매우 뛰어난 간호사가 있었는데 그녀에게는 딱 한 가지 결점이 있었다. 그녀는 만사를 '규정에 어긋나는가 아닌가'로 판단했다. 환자가 몰래 담배를 피우면 화를 내며 빼앗았고, 면회 종료 시간에 조금이라도 늦으면 가족이라도 가차 없이 돌려보냈다.

'따뜻함이 좀 부족한데…….'

나는 평소 그녀에게 그렇게 느꼈다. 그런데 어느 날 그녀는 부모님이 위독하다는 전갈을 받고 서둘러 고향으로 내려갔다. 며칠간 부모님을 보살폈지만 결국 돌아가셨다. 장례를 치르고 병원으로 돌아온 그녀는 전보다 훨씬 뛰어난 간호사가 되어 있었다. 부모의 죽음을 통해 환자와 간병인의 기분, 육친을 잃은 유족의 심정을 깨달은 모양이었다.

그녀는 정말 세심하게 배려할 수 있는 사람으로 변했다. 부모를 잃는다는 슬픈 경험이 그 사람을 더 나은 방향으로 이끈 것이다. 이것은 아버지의 죽음에 대해 자신에게 플러스가 되는 방향으로 의미를 부여했기에 가능했다.

어떻게 하면 우뇌 발상을 할 수 있는가?

어떤 일이 일어나면 인간은 반드시 의미를 부여한다. 예를 들어, 믿었던 사람에게 배신당하고 깊이 상처받았다고 하자. 그러면 '이제 사람을 믿을 수 없어'라고 의미를 부여한다. 이것은 마이너스 의미 부여이다. 마이너스 의미를 부여하는 것은 마음의 힘이 약하기 때문이다.

나는 이런 편지를 받은 적이 있다. 남편은 일자리를 잃었고, 아이는 사고를 일으켜서 책임을 추궁당하고 있다. 자신은 병이 들어서 입원 중이다. 생활비도 없고 가족은 뿔뿔이 흩어졌다. 이런 상황에서 어떻게 플러스 발상을 할 수 있냐는 것이 편지의 내용이었다.

하지만 이때에도 이미 일어난 현실을 '당연한 것'으로 받아들여야 한다. 어떤 불행이 닥치든 '나는 불행하다'고 생각하는 것은 일종의 착각임을 알아야 한다. 어떤 일이 일어나든 그 일이 자신에게만 특별히 발생했다고는 생각하지 말자. '충분히 일어날 수 있는 일'이라고 받아들이는 경지에 도달해야 한다.

나는 일본의 코미디언이자 영화감독인 비토 다케시의 형을 인터뷰한 적이 있다. 그는 오토바이 사고를 낸 동생에 대해 이렇게 말했다.

"동생(비토 다케시)이 오토바이 전복 사고를 일으켰을 때 가족과 주변 사람들은 정말 놀라고 걱정했죠. 하지만 아무리 슬퍼해도 사고를 일으켰다는 사실은 변하지 않았어요. 주저앉아서 한탄만 하는 것은 아무 소용이 없었어요. 사고가 난 뒤 동생은 한층 성숙해졌습니다. 그렇다면 그 사고도 나쁘기만 한 것은 아니었습니다."

이렇게 생각하는 것이 중요하다. 진심으로 그렇게 생각하면 그 생각은 물질화되어 신체에 작용한다. 즉, 뇌에서 좋은 호르몬이 나오고 심신이 건강해진다.

정자와 난자가 만날 확률은 1조분의 1이다. 사람은 그런 행운을 만나서 세상에 태어난다. 그리고 인류 5백만 년의 지혜를 우뇌에 축적한다. 현재의 나 자신이 불행하다고 생각하는 것은 뇌가 가진 힘의 1%도 안 되는 좌뇌가 쾌감과 불쾌감의 감정에 휩싸여서 하는 생각일 뿐이다. 그 생각을 '자신의 전부'라고 받아들이는 것은 대단히 잘못된 일이다.

상사에게 어떤 지적을 당했다고 하자. 그때 좌뇌가 작동하면 기분이 나빠지면서 아드레날린계 호르몬이 분비된다. 이 호르몬은 몸에 좋지 않으며 심장에 악영향을 끼치고 위궤양을 일으키기도 한다. 그러니 기분이 상해서 이 물질이 분비될 것 같으면 반드시 우뇌에게 그 일이 어떤 의미가 있는지 물어보자.

우리의 질문은 좌뇌를 통해 우뇌로 들어간다. 플러스 발상을 하면 그 질문은 뇌량을 통해 우뇌로 들어가고, 그 뒤 반드시 자신에게 도움이 되는 플러스 답안이 도출될 것이다. 하지만 안타깝게도 대부분의 사람들은 이 과정까지 가지 않고 좌뇌 중심으로만 생각하다가 끝낸다. 그러면 감정 수준의 답을 얻을 수밖에 없다.

나는 내게 일어나는 모든 일을 일단 당연하다고 받아들인다. 그리고 그 일을 플러스로 해석하며 어떤 의미가 있는지 생각한다.

나는 이런 경험도 했다. 아내의 친구 중 아무래도 호감이 가지 않는 사람이 있었다. 꼭 싫어서라기보다는 나와 성향이 맞지 않는 사람이어서 만나도 즐겁지 않았다. 식사할 기회라도 생기면 핑계를 대서 피하고 싶은 상대였다. 하지만 나는 그 점을 내색하지 않고 다양한 각도에서 그 이유를 생각해보았다. 결국 정확한 이유를 알 수는 없었지만 적어도 자신의 감정이 나타내는 반응에 충실하진 않았다. 나는 최대한 감정을 억눌렀다.

그러던 어느 날 우리 가족이 그 친구에게 크게 신세를 지게 되는 일이 있었다. 그녀는 성심성의로 우리를 도와주었다. 그 뒤 내가 그녀에게 품었던 꺼림칙한 마음은 어딘가로 사라졌고, 나는 오히려 그녀에게 호감을 품게 되었다.

이와 반대의 일도 있다. 흔히 말하는 '한눈에 반하는 것'이다. 이것은 감정의 영역에서만 생기지는 않는다. 직감적으로 우뇌가 '저 사람은 대단해', '좋아해도 될 만한 사람이야'라는 정보를 보낸다. 그러면 좌뇌의 영역에 있는 감정이 그 정보에 동조해서 기분 좋은 상태가 되기 때문에 가슴이 설레고 쿵쿵 뛴다.

다만 자신의 마음에 생긴 이 기분 좋은 감정, 두근거림이 우뇌에서 발생하여 좌뇌를 경유한 것인지, 아니면 좌뇌에서만 발생한 것인지는 마음에 물어봐야 알 수 있다. 명문대 출신에 얼굴도 잘생긴 청년에게 한눈에 반하는 것은 종종 손익 계산이나 쾌감과 불쾌감의 영역에서 발생하는 경우가 많다. 그것을 우뇌에서 나온 정보로 착각하면 나중에 낭패를 볼 수도 있다.

아무리 마이너스로 생각되는 일이라 해도 우리 우뇌는 진정한 의미를 알고 있다. 그 의미는 결코 자신에게 마이너스로 작용하지 않는다. 그 점을 확신할 수 있다면 눈앞에서 어떤 일이 일어나든 그것을 플러스 발상으로 해석할 수 있다. 그렇게 사는 법을 체화하는 것이 '우뇌 발상'이다.

뇌내 엔도르핀으로 젊음을 되찾는다

내추럴킬러(NK) 세포는 암을 말살하는 세포로 잘 알려져 있다. 이 세포와 뇌내 엔도르핀이 만나는 순간을 현미경으로 보면 새로운 세포가 생성되는 것을 관찰할 수 있다. 세포가 젊어지는 것이다.

NK세포는 림프구의 일종이다. 뇌내 엔도르핀의 결정체를 추출해서 이 둘을 부화기 안에 48시간 놓아두면 나이를 먹은 핵이 시들고, 많은 가지로 갈라져 있던 세포가 다시 곤봉 모양의 젊은 세포로 바뀐다. 이것이 뇌내 엔도르핀에 의해 일어나는 회춘 현상이다. 림프구는 암뿐 아니라 세균을 죽이는 효능도 있다. 따라서 뇌내 엔도르핀을 활발하게 분비하면 세포의 젊음을 유지하고 신체 면역력도 높일 수 있다.

뇌내 엔도르핀의 힘이 어느 정도인지 확인하기 위해 다른 회춘 작용을 하는 물질과 비교해보면 어떨까? 이를 위해서 먼저 우리 몸에서 추출한 림프구 속에 세포가 얼마나 있는지 조사한다. 가령 림프구 10만 개에 대해 젊은 세포가 100개 있다고 하자. 거기에 회춘 작용을 하는 성분을 넣어서 48시간 뒀다가 다시 세어본다. 이때 죽지 않은 젊은 세포가 120개로 늘어났다고 하면 회춘 확률은 20%이다.

암의 특효약으로 유명한 마루야마 백신을 투여한 후 젊음을 되찾을 확률은 20%이다. 이 정도도 상당히 효과적인 물질이라 할 수 있는데, 뇌내 엔도르핀의 회춘률은 무려 50%에 달한다.

뇌내 엔도르핀의 강력한 힘은 '킨상긴상(금씨, 은씨)'이라는 애칭으로 불렸던 쌍둥이 자매를 봐도 알 수 있다. 이 쌍둥이 할머니는 1891년에 태어나 100세를 넘기고도 검은 머리카락이 새로 났다.

그림 7 NK세포의 재생 과정

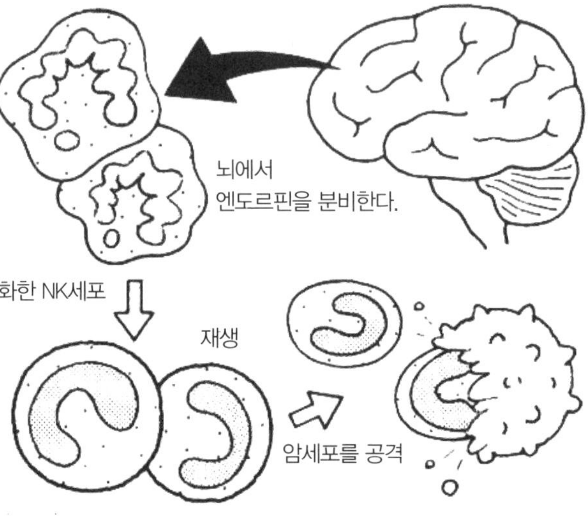

할머니들이 스타가 되어 일본인들의 사랑과 존경을 받게 되자 뇌내 엔도르핀이 더욱 활발하게 분비되었을 것이고, 그 때문에 예전에는 없었던 검은 머리카락이 새로 나는 것이다. 이것이 바로 뇌내 엔도르핀으로 젊음을 되찾는 현상이다.

그 밖에도 뇌내 엔도르핀으로 젊어지는 예는 어렵지 않게 찾을 수 있다. 우리 병원은 메디컬 마사지를 해서 뇌내 엔도르핀을 활발하게 분비시킨다. 메디컬 마사지를 하면 얼굴의 검버섯과 기미가 사라지고 피부의 주름도 펴진다. 얼굴 마사지 방법은

4장에 소개되니 참조하기 바란다.

나 또한 올해로 56세가 되는데 흰머리가 전혀 없다. 나를 처음 보는 사람은 40세 정도로 생각한다. 83세인 어머니는 어쩌다 하나씩 흰머리가 보일 뿐이다. 나와 어머니의 유전자를 자랑하려는 것이 아니라 노력만 하면 누구나 젊어질 수 있다는 말이다.

나는 매일 바쁘게 하루를 보내면서 새벽 서너 시에 집에 돌아온다. 아침에는 보통 사람과 비슷한 시간에 일어나므로 일 년 내내 잠이 부족한 상태이다. 그래도 나는 전혀 피곤하지 않다. 운전 중에 잠이 오더라도 혼잣말로 암시를 주어 잠을 확 깨울 수도 있다.

이런 체력을 유지하기 위해 나는 우리 병원에서 치료법으로 실시하는 운동, 명상, 식이요법을 꾸준히 실천하고 있다. 이 세 가지를 적절하게 실천하면 우리는 인간의 한계수명인 125세까지 건강하고 무탈하게 살 수 있다.

인간은 본래 엄청난 능력을 가지고 태어난다. 누구나 스포츠, 학문, 대인관계에서도 달인이나 명인 수준에 도달할 정도의 능력을 잠재적으로 갖고 있다. 그 능력이 꽃을 피우지 못하는 이유는 갖가지 방해 요소가 있기 때문이다. 방해 요소를 제거할 수만 있다면 누구나 자신이 바라는 일을 실현할 수 있다. 그 방해 요소는 바로 갈등, 잡념, 마이너스 상념인데, 우리는 그것을 '스트레스'라고 부른다. 즉, 우리는 스트레스를 받기 때문에 마음먹은 대로 살 수 없는 것이다.

하지만 우리가 살아 있는 한 스트레스를 피할 수는 없다. 스트레스는 미생물처럼 우리 주변에 항상 존재한다. 미생물을 아예 피할 수는 없는 일이다. 도움이 되는 미생물과는 공생하고, 해가 되는 미생물은 쳐내면서 살아가야 한다. 인간의 몸에는 그런 자기방어 기능이 갖추어져 있는데, 스트레스라는 인생의 불순물에 적절하게 대처하는 마음의 자기방어 기능도 함께 갖추어져 있다. 그것이 바로 플러스 발상이다.

마이너스 발상을 하면 발암률이 5배

현대는 물질주의가 만연한 시대이다. 사람들은 눈에 보이지 않는 것보다 보이는 것을 중시한다. 예를 들어, 스트레스가 훨씬 더 치명적인데도 발암물질을 더 두려워한다. 고사리에 발암물질이 있다고 하면 갑자기 모든 산나물을 먹지 않는다. 또 태운 생선이 위험하다고 하면 생선구이 자체를 식탁에 놓지 않거나 탄 부분을 버리고 먹는다. 물론 건강을 위한 이런 노력은 바람직하다.

그런데 이런 사람이 스트레스에 관해서는 어떨까? 의외로 스트레스가 쌓이는 언행을 아무렇지도 않게 한다. 여러 연구를 통해 밝혀진 발암물질을 피하는 지혜도 물론 중요하지만 실제로 그 위험성이 어느 정도인가 하면 거의 없다시피 하다. 고사리를 먹어서 암에 걸리려면 매일 한 양동이 분량의 고사리를 몇 년 동안 계속 먹어야 한다. 그보다는 그런 사항을 지키다가 받는 스트레스가 더 해롭다(〈그림 8〉 참조).

회사에서 상사에게 질책당한 뒤 '짜증 나 죽겠네'라고 생각하면 아드레날린계 호르몬이 활발하게 나온다. '난 아무 잘못이 없어!'라고 반발하면 노르아드레날린계 호르몬이 나온다. 이 호르몬은 근육을 수축시키는 물질로 몸을 한순간에 긴장시킨다. 주먹다짐을 하기 전 긴장한 상태라고 할 수 있다. 그런 의미에서는 대단히 강력한 호르몬이다.

하지만 그로 인해 혈관이 수축하면 혈액순환이 악화되고, 혈관 말단에서는 산소가 부족해지므로 세포 조직이 경직된다. 그런 다음 산소가 공급되면 이번에는 효율적으로 연소하기 위해 강력한 산소로 변한다. 이것이 바로 활성산소이다.

활성산소는 에너지를 많이 내므로 근육을 움직이거나 세균

그림 8 스트레스에 의한 암 발생

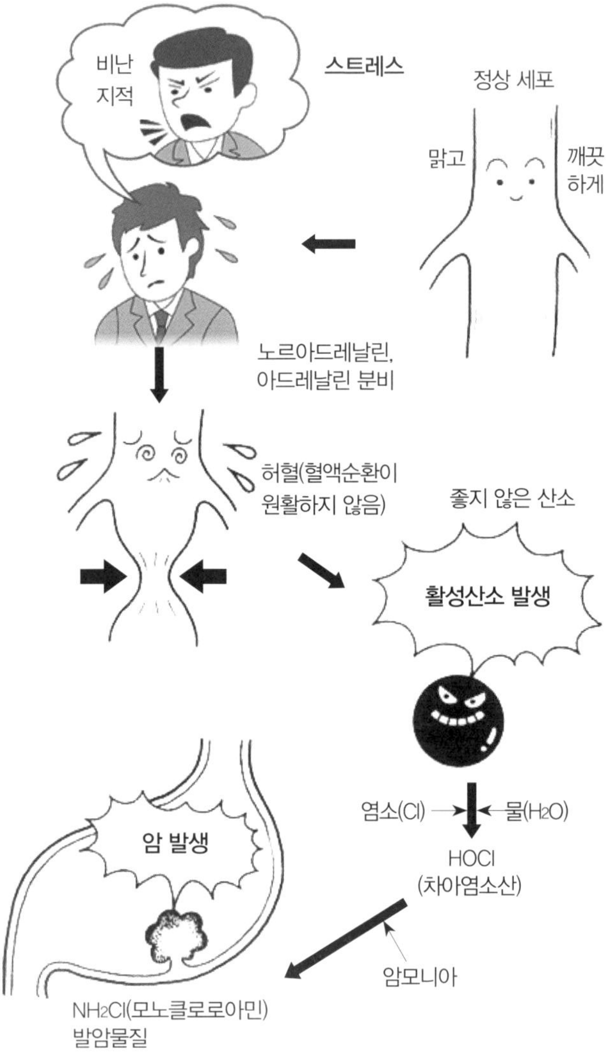

을 물리치는 데는 효과적이지만, 그렇지 않은 상황에서 활성산소가 발생하면 갈 곳을 잃은 에너지가 가까이에 있는 지방과 결합해 과산화지질이라는 노화물질로 변하거나 유전자를 공격하게 된다.

동물이 좀처럼 병들지 않는 이유는 쓸데없는 활성산소를 발생시키지 않기 때문이다. 동물은 꼭 필요할 때만 근육을 움직인다. 뱀은 배가 고프면 먹이를 잡기 위해 근육을 사용한다. 이때 분비되는 호르몬은 아드레날린계와 노르아드레날린계이다. 이 호르몬은 앞에서도 말했듯이 독성이 있다. 뱀이 그 사실을 알고 행동하는 것은 아니겠지만, 근육을 움직여야 할 때만 이 호르몬을 분비시킨다.

인간도 근육을 움직일 때 이 호르몬이 분비된다는 점에서는 뱀과 다르지 않다. 하지만 인간의 경우에는 스트레스를 받을 때도 이 호르몬이 분비되어 활성산소를 만들어낸다는 것이 문제이다. 활성산소가 만드는 노화물질은 동맥경화의 원인이 되고, 유전자를 공격해 여러 생활습관병을 유발한다. 활성산소와 관련된 병은 동맥경화, 암, 뇌졸중, 심근경색, 위궤양, 알레르기 등을 들 수 있다.

암을 예로 들어보자. 활성산소와 물이 결합하면 과산화수소가 된다. 다쳤을 때 소독약으로 쓰이는 옥시돌이 바로 과산화수소인데 이것이 염분과 결합하면 차아염소산이 생긴다. 우리 몸에도 물과 염분이 존재하므로 남에게 공격을 받아서 화가 치밀어 오르거나 짜증이 나면 활성산소와 물, 염분이 결합하면서 차아염소산이 생성된다.

차아염소산은 수돗물을 살균하는 데 쓰일 정도로 강한 독성을 갖고 있다. 여기에 암모니아가 결합되면 모노클로로아민이라는 강력한 발암물질로 변한다. 그러므로 툭하면 화를 내거나 짜증을 내는 습관은 동맥경화, 심장병, 암과 같은 생활습관병에 취약하게 한다. 현대인의 생활습관병 증가는 스트레스와 깊은 관련이 있다.

스트레스와 암의 관계는 다음의 동물실험에서 명확히 드러난다. 〈그림 9〉는 동물에게 불쾌한 감정을 일으키는 장면을 보여주었을 때 그것이 발암과 어떤 관계가 있는지 조사한 실험 결과이다. 그림의 상단은 우레탄 단독군인데 우레탄이라는 발암물질만을 투여한 것이다. 이에 비해 다른 한쪽 무리에는 우레탄과 그 밖의 '불쾌감을 일으키는' 정동 자극(스트레스)을 추가했다. 그 결과 어떤 변화가 일어나는지 관찰했다.

실험 대상인 동물들(쥐)은 발암물질이 투여되었으므로 12개월

그림 9 커뮤니케이션 박스에서 실시한 폐암 발생 실험

ICT/Jcl 쥐에게 우레탄 투여 및 정동 스트레스에 의한 폐종양 발생 실험

	개월 수	4	6	12
우레탄 단독군	동물수	10	20	26
	종양 동물(%)	1(10%)	7(35%)	18(69%)
	1마리당 종양 수	0.10±0.32	0.40±0.60	1.38±1.33
	1마리당 악성종양 수	0	0	0.42±0.64
우레탄 + 정동 자극군	동물수	10	20	21
	종양 동물(%)	5(50%)	11(55%)	16(76%)
	1마리당 종양 수	0.70±0.82*	1.10±1.65*	2.05±1.63
	1마리당 악성종양 수	0	0.10±0.45	0.38±0.74

수치는 평균치±표준편차
* 우레탄 단독군과 비교하면 유의미한 차이가 있음을 알 수 있다(Student t-test, p〈0.05).
(다케모토 가즈오, 〈스트레스와 발암〉, 일본의사회잡지 111권 2호 의학 강좌에서 인용)

뒤에 모두 암에 걸렸다. 다만 4개월 뒤에 비교했을 때는 스트레스를 받은 쪽의 발암률이 5배나 높았고 암 부위도 컸다.

참고로 실험 대상인 동물들이 불쾌한 감정을 갖게끔 어떻게 유도했을까? 연구진은 유리 너머에 있는 다른 쥐들에게 전류를 흘려서 그 쥐들이 괴로워하는 장면을 보여주었다. 이 실험 결과로 불쾌하다는 느낌이 암에 얼마나 큰 영향을 미치는지 잘 알 수 있다.

엄마의 스트레스가 아이를 아토피 체질로 만든다

다음으로 인간이 걸리는 질병과 스트레스 간의 관계를 살펴보자. 우리는 종종 위벽에 염증이 생긴다. 염증은 맑은 피가 원활하게 흐르지 못해서 충혈, 발열, 통증을 수반하는 증상이다. 위염은 위에 염증이 생기는 증상을 말한다. 위염에는 급성과 만성이 있는데, 급성은 알코올이나 자극적인 음식, 세균 등에 의해 일시적으로 발생하는 것으로 증상은 심하지만 그 원인을 제거하면 단기에 치료할 수 있다.

반면 만성 위염은 염증이 줄곧 발생하는 상태를 말한다. 만성 위염이 오래 지속되면 조직학적으로 위벽이 완전히 다른 세포로 변한다(〈그림 10〉 참조). 이것을 장상피화생 위염이라고 하는데 본래의 위벽이 점점 줄어들고 장벽이 밀려나온다. 이 상태가 왜 좋지 않은가 하면 소화효소가 변해서 위 폴립이나 위궤양, 위암을 유발하기 때문이다.

〈그림 10〉의 왼쪽 그림을 보면 위가 정상일 때 위샘 구역에서는 I형 펩시노겐, 유문샘(위 말단에 있는 부분으로, 위산을 분비하는 호르몬인 가스트린과 점액을 분비하는 곳-옮긴이) 구역에서는 II형 펩시노겐이라는

그림 10 정상적인 위와 만성 위염

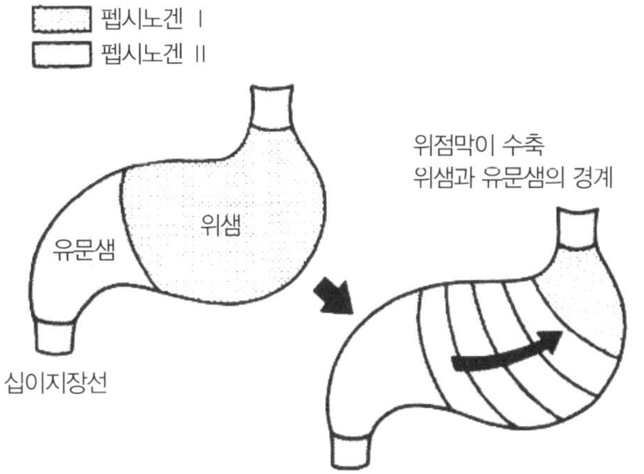

물질을 분비한다. 그런데 만성 위염이 길어지면 오른쪽 그림처럼 I형이 줄어들고 II형이 크게 증가한다.

I형이 적어지고 II형이 많아지면 왜 좋지 않을까? 위암은 II형으로 이행한 위에서 발병하기 때문이다. 위벽과 장벽은 서로 다른 활동을 한다. 그런데 본래 위의 작용을 해야 할 위벽이 장벽처럼 변한다. 그렇게 되는 가장 큰 원인이 바로 스트레스이다. 즉, 스트레스를 잘 해소하지 못하면 위벽이 점점 장벽처럼 변한다. 그 상태에서 활성산소와 발암물질에 노출되면 순식간에 암이 발생한다.

I형 펩시노겐이 활성화된 정상적인 위를 유지하면 다소 위에

좋지 않은 생활을 해도 암에 걸리진 않는다. 폭식과 폭음을 즐기는 사람의 위가 의외로 건강하고, 위가 상하지 않도록 조심하는 사람이 위암에 걸리는 경우가 종종 있다. 그것은 너무 신경을 쓴 나머지 스트레스를 받아서 II형이 활성화된 위가 되기 때문이다.

자신의 위가 어떤 상태인지는 혈액 검사를 해보면 알 수 있다. I형과 II형의 수치를 측정할 수 있기 때문이다. 검사를 해서 펩시노겐 이상이 나타났다면 위암에 걸릴 가능성이 있다고 봐야 한다.

스트레스가 질병과 깊은 관련이 있음을 보여주는 질환으로 아토피가 있다. 아토피는 과민증의 일종으로 최근 아토피성 피부염이나 천식에 걸리는 아이들이 늘어났는데, 12세 이하 어린이는 어머니의 스트레스가 원인인 경우가 종종 있다.

어머니가 스트레스를 받으면 그 스트레스가 아이에게 전달된다. 어린아이와 어머니는 한몸이라 할 수 있으므로 어머니의 스트레스로 아이가 아토피 증세를 보일 수 있다. 성인인 어머니는 저항력이 있어서 아토피 증상이 나타나지 않지만, 어린아이는 무방비 상태이므로 어머니 대신 병에 걸린다. 어머니가 '아이가 또 발작을 일으키지 않을까?'라고 전전긍긍하면서 근심을 말하면 아이가 실제로 발작을 일으키는 일도 있다.

어머니가 원인이 되어 태아가 어머니의 뱃속에서 걸리는 병을 '모원병'이라고 하는데, 아이의 아토피를 낫게 하려면 어머니가 스트레스에 잘 대처할 필요가 있다.

〈그림 11〉은 스트레스가 몸과 마음에 미치는 영향을 나타낸 것이다. 우리가 살면서 겪는 일들은 대체로 비슷하다. 즉, 대동소이하다. 사랑, 일, 대인관계 등 세세한 정황은 다르지만 그로 인해 발생하는 스트레스의 총량은 크게 다르지 않다. 그런데 그 스

그림 11 스트레스가 몸과 마음에 미치는 영향

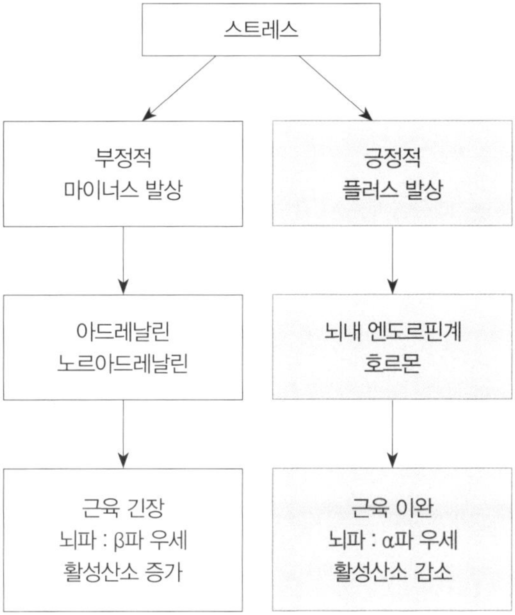

트레스에 대해 어떤 사람은 플러스 발상, 어떤 사람은 마이너스 발상을 한다. 그때 어느 쪽을 선택하느냐에 따라 전혀 다른 길을 걷게 된다.

거울에 비친 자신에게 말을 걸어라

스트레스에 강해지려면 플러스 발상을 해야 한다. 사람은 그냥 두면 마이너스 발상을 하는 경향이 있으므로 의식적으로 플러스 발상을 하려고 노력해야 한다. 그런데 의식적으로 하려고 하면 좌뇌가 활동하게 되니 우뇌를 사용하기가 쉽지 않다.

좌뇌는 손익 계산이나 쾌감과 불쾌감에 의해 좌우되므로 만사가 잘 풀릴 때는 기분이 좋아진다. 손익 계산상으로 득인 상태이다. 그런 때는 좌뇌도 바람직한 상태가 되고 좌뇌와 우뇌가 손발이 척척 맞아 시너지 효과가 난다. 자연히 인간의 좋은 면만 드러난다.

하지만 인생은 그렇게 호락호락하지 않다. 노자는 '화와 복은 마치 꼬아놓은 새끼줄과 같이 번갈아 온다'고 했다. 좋은 일이 있으면 나쁜 일이 있고, 기쁜 일이 있으면 슬픈 일도 있게 마련이다. 그런 때마다 게릴라성 소나기처럼 자신의 상태가 변한다면 행복하고 안정된 삶을 살 수 없을 것이다. 따라서 우리는 평소에 플러스 발상을 하는 습관을 길러야 한다.

그런데 플러스 발상을 해야 한다는 생각 자체에 압박감을 느끼는 일도 있다. 적지 않은 이들이 플러스 발상을 하려고 시도했다가 오히려 스트레스를 받고 "플러스 발상이 잘 안 돼요"라고 호소한다.

플러스 발상을 하는 습관을 들이기 위한 방법에는 여러 가지가 있다. 여기에서는 내가 주로 실천하는 방법을 소개하겠다. 그것은 거울을 보며 자신에게 말을 거는 것이다.

아침에 일어나 세면대 거울을 보자. 그때 거울에 비친 자신에게 "안녕. 오늘은 정말 기분이 좋네"라고 말하자. 나는 아침에 수월하게 일어나는 편이어서 전날 잠이 부족해도 맑은 정신을 유지할 수 있다. 하지만 머리가 무겁거나 기분이 나쁘더라도 생긋 웃으며 기분 좋다고 말해보자.

"안녕. 오늘도 잘해보자."

그 모습을 다른 사람이 지켜본다면 바보처럼 보이겠지만 남의 시선을 신경 쓰지 말고 눈 딱 감고 실천해볼 것을 권한다.

이것은 일종의 명상이다. 나는 환자에게 명상을 시킬 때 여러 영상을 떠올려보라고 한다. 즐거운 일뿐 아니라 지금 마음에 걸리는 문제를 해결하거나 소망이 이루어지는 모습을 그리게 한다. 이때 처음 명상을 하는 사람에게는 "우와, 해결됐어!"라거나 "소원이 이루어졌어", "기쁘다"와 같은 말을 소리 내어 하게 한다.

소리 내어 말하는 이유는 1장에서 설명한 대로 우리가 입 밖으로 낸 말이 물질화하여 좌뇌에서 뇌량을 통해 우뇌의 유전자에 도달하기 때문이다. 거울을 마주하고 "요즘 너 참 기운차게 살고 있네"라고 말을 걸면 정말로 기운이 솟는다. "피부도 고와지고 좀 젊어졌는데?"라고 하면 세포가 그 방향으로 기능하기 시작한다. 이것은 뒤에 설명하는 자기암시를 이용한 자율훈련법(Autonomic training)에서도 입증된 사실이다.

내가 처음 거울과 대화하기 시작했을 무렵 아내는 그 모습을 무척 싫어했다.

"거울 앞에서 혼자 중얼거리는 것 좀 그만해요. 기분 나쁘다고요."

나와 가장 가까운 아내조차 그 모습을 이해하기까지 상당한 시간이 걸렸으니 여러분이 이 글을 읽고 "아, 그렇구나. 나도 해봐야지!"라며 곧바로 실행할 거라고 기대하진 않는다.

단, 다음 사항은 명심하자. A와 B라는 사람이 있는데 둘의 좌뇌와 우뇌 수준이 같다고 하자. A는 거울을 보며 "넌 정말 대단해. 대단한 사람이야"라고 날마다 말하고 B는 아무것도 하지 않는다면, 몇 년 뒤 그들의 인생은 하늘과 땅 차이가 날 것이다.

사람들이 하는 일을 잘 살펴보면 그렇게 대단한 차이가 나지 않는다. 예를 들어, 외국어를 배울 때는 누구나 단어를 암기한다. 이것은 공통점이다. 하지만 단어를 외울 때 중얼중얼 소리 내어 외울 수도 있고, 잠자코 눈으로만 보며 외울 수도 있다. 이것은 차이점이다. 당장에는 별다를 게 없어 보이지만 뒷날 원하는 대학에 붙느냐 떨어지느냐 정도의 차이는 생길 수 있다.

거울에 비친 자신에게 말을 걸면 점차 자신을 좋아하게 된다. 그러니 되도록 거울 속의 자신을 칭찬하자. 꾸준히 하다 보면 뇌도 그렇게 인지하게 될 것이다.

2장
요약 정리

- 시각, 청각, 촉각, 미각, 후각이라는 오감을 사용하면 우뇌의 문이 열린다.
- 우선 좌뇌에 정보를 강하게 입력한 다음 자신이 좋아하는 일을 한다. 그러면 우뇌에서 쉽게 힌트를 얻을 수 있다.
- '가내 평안'이나 '사업 번창', '합격 기원' 등이 이루어지게 해달라고 '부탁하는' 마음을 먹는 것은 금물이다. 부탁하는 마음은 손익과 관련이 있으므로 아드레날린계 호르몬의 분비를 촉진한다.
- 좌뇌가 생각하는 범위는 빙산의 일각에 지나지 않을 정도로 좁다.
- 좌뇌가 한 사람이라고 하면 우뇌는 10만 명이 지혜를 모은 것이다.
- 우뇌로 생각하는 것은 감정에 지배되지 않는다는 뜻이다.
- 심리학자 E. 쿠에는 자기암시에 관해 '마음속에 두 가지 생각이 생기면 병렬 상태로는 존재할 수 있지만 서로 겹칠 수는 없다'고 했다. 머

릿속에 즐겁고 바람직한 생각을 채워 넣으면 불쾌한 생각이 사라진다.

- 사람들은 현실에 일어난 일이 자신을 좌우한다고 착각한다. 하지만 일어난 일 자체는 중립적이므로 아무런 영향도 미치지 않는다. 본인이 그 일을 어떻게 받아들이느냐가 몸에 영향을 미칠 뿐이다.
- 갑자기 플러스로 생각하기는 어렵다. 처음에는 '당연하다'고 받아들이는 것부터 시작하고, 점차 그 의미를 플러스로 해석하면 쉽게 플러스 발상을 할 수 있다.
- 자신에게 좋지 않은 일이 일어났을 때야말로 플러스 발상을 해야 한다.
- 아무리 마이너스로 생각되는 일이라도 우뇌는 그 일의 의미를 알고 있다. 그것은 결코 자신에게 마이너스로만 작용하지 않는다.
- 스트레스에 대해 어떤 사람은 플러스 발상, 어떤 사람은 마이너스 발상을 한다. 그때 어느 쪽을 선택하느냐에 따라 전혀 다른 길을 걷게 된다.
- 플러스 발상을 하는 습관을 들이고 싶다면 거울에 비친 자신에게 기분 좋은 말을 소리 내어 하자. 매일 자신을 칭찬해주면 뇌도 자연스럽게 그런 기분을 갖게 된다.

3장

식사 · 운동 · 명상의 효용

여전히 국부 치료법에 치중하는 서양의학 | 만성 운동 부족은 쉽게 해결할 수 있다 | 즐거운 일을 상상하면 명상이 된다 | 다이어트는 식사보다는 운동으로 | 식이요법만으로는 반드시 요요 현상이 온다 | 절대 안정해야 하는 환자에게 운동을 시키는 이유 | 운동 요법은 고혈압과 당뇨병의 특효약 | 즐겁게 먹고 자고 걷자 | 근육을 붙이고 지방을 태우면 체중이 줄어든다 | 나이가 들면 가벼운 운동이 적합하다

식사 · 운동 · 명상의 효용

여전히 국부 치료법에 치중하는 서양의학

현대 의학의 결점은 '몸을 전체적으로 고려하지 않는' 것이다. 예를 들어, 혈압이 상승했다고 하자. 그러면 병원에서 의사는 "이거, 안 되겠네요."라며 혈압강하제를 쓴다. 이런 식으로 대처하는 일이 비일비재하다.

혈압 상승은 어떤 의미가 있을까? 몸속에서 혈액 흐름이 원활하지 못한 부분이 생겼다는 뜻이다. 그러면 뇌는 심장에 '혈액 흐름이 나빠졌어'라는 신호를 보낸다. 신호를 받은 심장은 혈액 순환을 개선하기 위해 혈압을 올린다. 만성 위염인 사람의 혈압이 상승하는 것은 그 때문이다.

혈액 흐름이 나빠져서 혈압이 상승하는 것은 결코 바람직한 현상은 아니다. 하지만 몸은 그렇게 해서 나쁜 부분을 고치려고 한다. 대부분 그 순간의 몸 상태에서는 필요하므로 혈압이 상승하는 것인데, 현대 의학은 혈압이 높으면 무조건 내리려고만 하는 것이다. 그렇게 하면 혈관이 막힌 곳이 점점 더 막힐 수도 있다. 무조건 혈압을 내리고 보자는 방식은 능사가 아니다.

감기도 마찬가지다. 감기에 걸려서 고열이 난다고 하자. 열이 나는 것은 '몸속에 세균이 들어왔다'는 신호이다. 세균을 해치우기 위해 백혈구가 늘어나고, 항체를 만들기 위해 바쁘게 움직이며 전투태세에 돌입하는 것이다. 그러려면 체온이 좀 높은 편이 빨리 반응할 수 있어서 유리하다. 즉, 합리적인 이유가 있어서 열이 나는 것이다.

거기에 찬물을 끼얹는 것이 바로 해열제이다. 열이 나면 기분이 좋지 않다. 몸이 축 처지고 식욕이 없어지며 업무에 지장이 있을 수도 있다. "선생님, 해열제 좀 주세요"라고 말하는 마음은 잘 알겠지만, 현대 의학은 환자의 개인 사정이나 편의에 지나치게 치중하는 경향이 있다. 해열제를 복용하면 당연히 열이 떨어진다. 주사라도 맞으면 효과는 더 빠르다. 하지만 그러면 몸이 병과 싸울 능력을 키울 새가 없다. 아이들 싸움에 어른이 나와서 대신 싸워주는 꼴이다.

물론 아픈 곳은 치료해야 한다. 이때 몸 전체가 좋지 않은 방향으로 가지 않도록 치료하는 방법을 찾아야 한다. 하지만 국부 치료에 치중한 서양의학에서는 생각이 다르다. 그러므로 몸 전체를 보는 동양의학의 치료법을 적절하게 활용할 필요가 있다. 동양의학은 식사와 운동, 명상, 마사지로 병을 치료한다. 서양식 치료에 익숙해진 사람들이 보기에는 이상하기 짝이 없는 방법일 수 있다.

아픔을 호소하며 의사에게 갔더니 '운동하세요'라는 조언이나 듣고 약도 처방받지 못한다. 이럴 거면 뭐 하러 병원에 왔는지 모르겠다고 어이없어한다. 이것은 환자도 서양식 국부 치료에 익숙해졌기 때문이다. 하지만 장기적인 관점에서 봤을 때 국부 치료는 대단히 위험한 방식이며, 스스로 자신의 목숨을 단축하는 행위나 다름없다.

그 대표적인 예가 항암제 사용이다. 항암제는 건강한 사람에게 투여해도 암에 걸릴 만큼 독성이 강한 물질이다. 암환자에게는 '독으로 독을 제압'하기 위해 어쩔 수 없이 사용할 뿐이다. 병든 부위를 낫게 하려고 몸 전체를 희생시키는 약은 항암제밖에 없을 것이다. 그럼에도 사람들은 그런 방식이 당연하다고 여기고 의지한다. 환자는 물론 의사도 그렇다. 그렇게 해서 병이 나을 수도 있지만 많은 사람이 부작용에 시달리고 수명 연장을 길게 하지도 못한다. 이런 의료 행위는 확실히 잘못된 것이다.

나도 처음 병원을 시작했을 때는 다른 병원에서 하듯이 치료와 투약에 집중했다. 서양의학을 배운 햇병아리 의사로서는 어떻게 보면 당연한 출발이었다. 하지만 원래 동양의학을 공부했고 평소 '병리적 현상은 있으나 아직 증상이 나타나지 않은' 미병 치료를 가장 이상적인 의료 행위라고 여겼으므로 점차 동양의학의 발상을 적용해갔다.

나는 워킹머신과 뇌파측정기를 들여와 운동 요법 시설과 명상실을 만들었다. 또한 동양의 지압 요법을 개량해 메디컬 마사지를 고안했다. 개업한 지 5, 6년째에는 동서양의 의학을 융합한 치료법을 독자적으로 실시했는데 놀랍게도 꽤 많은 환자가 투약이나 주사 요법 없이도 병이 나았다.

그런데 동시에 환자의 수가 급감했다. 우리 병원은 늘 환자들로 북적북적했는데 갑자기 환자 수가 3분의 1로 줄어든 것이다. 특히 간염 환자가 현저히 감소했다. 이전에는 아침부터 오후 두 세 시까지 쉬지 않고 진료를 해야 했는데 오전 중에 진료가 끝나자 당황스러웠다. 그런데 얼마 뒤 정반대 현상이 일어났다. 환자들이 다시 늘어난 것이다. 병이 나은 환자들이 우리 병원을 적극적으로 홍보해주었기 때문이다.

이번 장에서는 우리 병원에서 실행한 치료법을 소개하겠다. 이를 통해 운동과 명상, 식이요법의 효용성을 잘 알게 될 것이다. 이미 그 효과를 알고 있는 의사도 있지만 병원 의료에는 실제로 적용하지 못한 경우도 꽤 있다. 이제 그 방법이 널리 알려진다면 상황이 다소나마 개선되지 않을까?

만성 운동 부족은 쉽게 해결할 수 있다

우리 병원의 치료 사례를 소개하기 전에 운동과 명상, 식사에 대한 나의 생각을 간단히 정리하겠다. 그래야 앞으로 소개할 사례들을 더욱 쉽게 이해할 수 있기 때문이다.

먼저 운동에 대해 살펴보자. 뇌내 엔도르핀은 근육량과 비례한다. 즉, 근육이 많은 사람일수록 뇌내 엔도르핀이 잘 분비된다. 따라서 우리는 나이가 들어서도 '근육을 유지시키는 운동'을 해야 한다. 운동을 하지 않으면 근육이 감소하기 마련이다. 운동으로 새로운 근육을 만든다기보다는 이미 있는 근육이 줄어들지 않게 하는 데 초점을 둬야 한다.

근육을 유지하기 위한 운동으로는 스트레칭(맨손체조)을 권한다. 수영이나 테니스처럼 격렬한 운동은 아니지만 평소에 잘 쓰지 않는 근육을 잡아당겨 자극을 줌으로써 근육 감소를 막을 수 있다.

근육을 만드는 운동이라고 하면 사람들은 숨이 턱까지 차오르는 고강도 운동을 떠올린다. 젊은 사람들은 좀 무리를 해도 괜찮지만, 중년 이후에는 과격한 운동을 하기가 쉽지 않다. 그러면 점차 운동과 멀어지게 되고 결국 근육이 줄어든다.

하지만 스트레칭은 젊은이부터 노인까지 누구라도 집에서 손

그림 12 건강과 장수의 포인트

1. 운동(근육량) 2. 명상(α파) 3. 식사(고단백 · 저칼로리) 4. 활성산소(산소독) 중화 5. 뇌세포 활성화 6. 동양의학(메디컬 마사지)

쉽게 할 수 있고 10분이면 끝난다. 또 스트레칭은 활성산소를 만들지 않고도 근육을 붙일 수 있다. 스트레칭을 하면 성장호르몬이 나와서 근육을 증가시키기 때문이다.

스트레칭은 '이게 운동이 되나?'라고 어리둥절할 정도로 쉬운 운동이다. 하지만 효과는 대단히 크다. 그 방법은 4장에서 설명하겠다. 순서에 따라 꾸준히 실천하면 근육이 감소하지 않고 몸 상태도 좋아지며, 지방이 연소되어 다이어트 효과도 기대할 수 있다.

30세 이후에는 테니스처럼 격렬한 운동을 오랫동안 하면 활성산소가 발생해 오히려 더 빨리 늙는다. 근육을 만들려면 괴로울 정도로 격렬한 운동을 해야 한다는 고정관념을 깨끗이 버리

자. 중년 이후에도 숨을 헐떡이면서 마라톤을 하는 사람을 종종 보는데 과격한 운동은 수명을 단축시킨다.

스트레칭에 이어 내가 권하는 운동은 워킹, 즉 산책이다. 워킹도 근육을 유지하면서 지방을 태울 수 있는 최고의 방법이다. 걸을 때는 뇌내 엔도르핀이 활발하게 분비되므로 빠른 걸음으로 하루 5천 보 정도 걷도록 하자. 걷는 데에도 요령이 있는데 이는 4장에서 자세히 설명하겠다.

운동을 하면 근육이 생기고 지방이 연소된다. 그 밖에도 중요한 목적이 하나 더 있다. 바로 '혈관이 막히지 않게' 하는 것이다. 모든 노화는 혈관에서 시작한다. 당뇨병이나 통풍, 고혈압, 동맥경화는 결국 혈관을 막히게 한다. 그렇게 되지 않으려면 워킹과 같은 적절한 운동을 해서 근육 감소를 막고 여분의 지방을 효율적으로 태워야 한다.

운동에는 스트레스 해소 효과도 있다. 스트레스를 받았을 때 근육을 사용하면 좋다는 것은 동물 뇌가 이미 잘 알고 있다. 동물은 스트레스를 받으면 근육을 움직여서 스트레스를 푼다. 인간도 근육을 사용해서 스트레스를 풀어야 몸에 좋다. 하지만 우리는 동물에 비해 훨씬 적게 몸을 움직인다. 자동차와 같은 문명의 이기가 활동량을 줄이기 때문이다. 그런 생활에 익숙해진 인간은 동물보다 스트레스를 훨씬 많이 받으면서도 몸을 움직여서 해소하려 하지 않는다.

스트레스는 활성산소를 발생시키는 원천이므로 이것을 해소하지 못하면 노화와 생활습관병에 걸릴 수 있다. 동물은 본능적으로 그 점을 알고 있으므로 달리거나 누워서 뒹구는 방식으로 활성산소를 없앤다. 하지만 인간은 스트레스를 받으면 몸을 움직이는 대신 과식을 하거나 도박이나 술로 달랜다. 또는 친구를 만나 실컷 떠든다. 하지만 이런 방법은 활성산소를 만들어내어 세포가 손상되는 역효과를 낳는다. 거의 자살 행위나 다름없다.

나는 아침에 일어나자마자 또는 하루 일과를 마친 뒤 반드시 산책을 한다. 한겨울에도 빠지지 않는다. 매일 만보계를 차고 1만 3천 보를 걷는다. 보슬비가 내리는 날에도 나가고, 밤이 늦었을 때는 수면시간을 쪼개서라도 산책을 한다.

퇴근 후 술을 마시고 심야 택시를 타고 집에 돌아올 때가 있다. 그런 날에 사람들은 일찍 자야 내일 일에 지장을 주지 않는다고 생각하는데 이는 완전한 착각이다. 몸을 적절하게 움직이지 않고 자기 때문에 다음 날까지 피로가 남는 것이다.

중년이 지나면 활동량이 적어져 만성 운동 부족에 빠지기 쉽다. 그런데 사람들은 운동 부족의 원인이 나이를 먹어서 운동 능력이 저하했기 때문이라고 생각한다. 또한 운동이라고 하면 스포츠 경기나 마라톤, 조깅과 같이 강도 높은 운동을 떠올리기 때문에 여간해서는 시작하지 못한다. 스트레칭과 걷기(워킹)만으로도 모든 연령대가 필요한 운동량을 충분히 채울 수 있다.

즐거운 일을 상상하면 명상이 된다

운동에 이어서 꼭 필요한 것이 명상이다. 내가 여러분에게 권하는 명상은 지금까지 틈날 때마다 언급했듯이 사람들이 생각하는 명상과는 상당히 다르다.

전통적인 명상은 승려가 하듯이 '머릿속을 깨끗이 비우는 것'이다. 이것을 '묵상법'이라고 하는데 이 방법은 상당히 높은 수양을 쌓은 사람이어야 가능하다. 평범한 사람이 억지로 이 방법을 시도했다가는 스트레스만 잔뜩 받고 포기하기 십상이다. 일반인은 그렇게 어려운 명상을 할 필요가 전혀 없다.

머릿속을 깨끗이 비우기란 쉬운 일이 아니다. 한순간 비웠다고 생각해도 금세 다른 일이 생각난다. 그러니 머리를 비우려고 하지 말고 즐거운 일로 머리를 꽉 채워보자. 이것을 '집중법'이라고 한다. 좋아하는 영화를 보거나 음악을 듣거나 장래의 계획을 즐겁게 세워본다. 이런 것들을 전부 '명상'이라고 할 수 있다.

명상이라고 하면 좌선이나 요가를 떠올리며 '어렵다'는 이미지가 있는데 욕조에 몸을 담그고 느긋하게 쉬는 것도 일종의 명상이다. 점심시간에 잠시 쉬면서 즐거운 일을 생각하는 것도 명상이다. 기분이 좋아지면 뇌파가 α파로 바뀌고 몸이 이완되어 뇌내 호르몬이 나온다. 이 상태로 잠자리에 들면 수면 중에 몸에서 성장호르몬이 분비된다.

2장에서 말했듯이 플러스 발상으로 머리를 쓰는 행위는 전부 명상이라고 해도 과언이 아니다. 다만 명상의 범위를 그렇게 확대하면 중요성이 희석될 수 있으므로 비교적 명상다운 느낌이 나는 방법을 두 가지 소개하겠다.

하나는 이미지에 의한 긴장완화법인데 일반적으로 '자율훈련법'이라고 불리는 것이다. 우리 병원에서는 환자들에게 이 방법을 적용한다. 이것도 구체적인 방법은 4장에서 다루고, 여기서는 간단히 기본적인 개념만 살펴보자. 자율훈련법은 독일의 슐츠(Schuitz) 박사가 창시한 일종의 자기최면법이다. 자율신경계의 기능을 해방시켜 명상의 상태에 이르게 하는 대단히 효율적인 방법이다. 무척 쉽고 누구나 할 수 있으므로 꼭 익혀두자.

먼저 편안한 자세로 '손이 따뜻해진다, 손이 따뜻해진다'라고 혼잣말을 한다. 그러면 정말 손이 따뜻해진다. '호흡이 편해진다, 호흡이 편해진다'라고 하면 실제로 안정된 호흡을 할 수 있게 된다. 그때 뇌내 호르몬이 펑펑 분비된다. 이 상태가 되게끔 하는 것이 명상의 가장 큰 목적이다.

나는 이 자율훈련법을 적절하게 개량해 치료법으로 도입했다. 마치 어린아이 장난 같은 이 방법을 아토피 환자들에게 시도해 본 결과 열 명 중 여섯 명에게 효과가 나타났다. 우리가 직접 지도하면서 시켰더니 열 명 중 아홉 명의 증상이 개선되었다.

아토피 증세는 부신피질 호르몬(스테로이드)을 투여하면 낫지만, 외부에서 투여하는 약은 부작용을 수반한다. 그런데 뇌내 엔도르핀이 분비되면 몸속에 스테로이드라는 물질이 생성된다. 이 물질은 아무리 많이 분비돼도 해가 없다.

전작 《뇌내혁명》에서도 언급했듯이 뇌에는 프로오피오멜라노코르틴(proopiomelanocortin, POMC)이라는 분비성 단백질이 있다. 241개의 아미노산으로 구성된 이 단백질은 인간이 사물을 플러스로 해석하면 부신피질 호르몬과 뇌내 엔도르핀으로 가공되어 분비된다.

뇌내 엔도르핀은 심리 완화제, 부신피질 호르몬은 몸의 완화제로 작용한다. 즉, 우리가 사물을 플러스로 생각하면 몸과 마음에 도움이 되는 물질이 나온다는 말이다. 여기서 신기한 점은 사물을 플러스 방향으로 생각하지 않을 때는 뇌내 엔도르핀과 부신피질 호르몬이 나오지 않는다는 점이다. 그래서 우리는 언제나 사물을 좋은 방향으로 생각해야 한다.

그런데 실제로는 좌뇌 중심으로 살기 때문에 좀처럼 사물을 플러스로 생각하지 못한다. 이때는 명상이 플러스 발상을 할 수 있게 도와준다. 명상은 좌뇌를 진정시키고 우뇌의 목소리에 귀를 기울이게 해준다. 그러면 우리의 뇌파는 자연스럽게 α파로 바뀌고 뇌내 엔도르핀이 나온다. 뇌생리학 관점에서 보면 명상은 뇌내 엔도르핀을 활발하게 분비하게 만드는 수단이다. 내가 명상을 중시하는 이유를 이제 충분히 알았을 것이다.

자율훈련법과 더불어 뇌내 엔도르핀을 분비하는 데 매우 유익한 방법이 복식호흡이다. 숨을 쉬는 것이 어떻게 명상이 되는지 의아할 수도 있겠지만, 복식호흡은 여러분이 평소에 무심코 하는 호흡법이 아니다. 평소 우리는 긴장했을 때 대부분 흉식호흡을 한다. 흉식호흡은 가슴 근육을 이용한 호흡이다. 반면 복식호흡은 가로막(횡격막)을 위아래로 움직이게 하는 호흡법인데 사람이 즐거운 마음으로 호흡을 할 때는 어느 정도 복식호흡을 하게 된다.

복식호흡을 하면 프로스타글란딘(prostaglandin)이라는 물질이 나온다. 이 물질은 활성산소를 없애고 혈관을 확장하는 작용을 한다. 심근경색, 뇌경색 등을 치료할 때 의사도 이 물질을 이용한다. 이유는 알 수 없지만 이 물질은 폐 밑에만 고여 있다. 복식호흡을 해서 가로막을 위아래로 움직이면 세포 속에서 프로스타글란딘이 혈관과 림프관으로 스며 나와 활성산소의 독을 없애고 혈액순환을 개선한다. 이 호흡법을 꼭 익혀두기 바란다.

예부터 수행을 하는 승려들은 모두 복식호흡을 했다. 그래서 건강하게 오래 살 수 있었다. 복식호흡과 앞에서 설명한 자율훈련법을 병행하면 이상적인 명상 상태를 만들 수 있다. 복식호흡을 하는 방법도 4장에서 설명하겠다.

또한 명상은 혈액의 흐름을 원활하게 해서 지방을 쉽게 연소시키고 근육 감소를 예방하는 효과도 있다. 명상은 다이어트에도 효과가 있다는 말이다.

또 하나, 명상은 창의성을 개발하는 데에도 크게 도움이 된다. 자신이 해결하고자 하는 문제를 미리 의식해두었다가 명상을 하면 뇌내 엔도르핀이 나와 우뇌의 문이 열린다. 그러면 선천뇌의 방대한 유전자 정보가 답을 알려주는 일이 종종 있다.

우리 병원에서 하는 세 번째 프로그램은 식사이다. 뇌내 엔도르핀을 많이 분비하려면 원료인 단백질을 풍부하게 섭취해야 한다. 단백질이라고 하면 고기와 생선을 떠올리겠지만, 지방을 과다 섭취하면 혈관이 막히는 원인이 된다. 그러므로 지방으로 인한 부작용 없이 단백질을 충분히 섭취하려면 식물성 단백질을 많이 먹는 것이 좋다.

특히 콩은 뇌 활동에 최적화된 식품이다. 콩 단백질에는 뇌내 엔도르핀을 생성하는 타이로신이라는 물질이 들어 있으므로 하루에 한 끼는 반드시 콩류를 먹어야 한다. 나는 낫토, 두부, 유바(두유를 가열할 때 생기는 얇은 막을 걷어 올려서 만든 식재료-옮긴이) 중 하나를 매일 빠지지 않고 먹는다.

식사에 관해서는 다음 세 가지를 염두에 두자.

① **양질의 단백질을 섭취한다 :** 뇌내 엔도르핀의 원료인 단백질이 부족하지 않도록 한다. 특히 필수 아미노산이 결핍되지 않아야 한다. 콩은 아미노산의 균형을 유지하는 데 뛰어난 효과가 있다. 특히 쌀밥에 콩을 섞으면 아미노산이 생성된다.

② 혈관 막힘을 방지한다 : 심근경색, 뇌경색 등 혈관계 질병을 비롯해 각종 암에 이르기까지 혈관 막힘과 관련이 없는 병은 없다고 해도 과언이 아니다. 혈관이 막히는 최대 원인은 지방이다. 따라서 식생활에서 가장 신경 써야 할 점은 지방이 축적되지 않도록 하는 것이다. 그렇다고 지방이 있는 식품을 일부러 피할 필요는 없다. 지나치게 먹지 말고, 지방을 태우는 근육을 만들면 문제가 없다.

③ 활성산소를 중화한다 : 활성산소는 호흡을 통해 몸에 들어간 산소가 체내에서 분자 단위로 활성화된 물질을 말하며, 모든 질병과 노화의 원인이다. 이 활성산소를 중화하는 것이 비타민A, C, E 등과 항산화 물질이다. 그러므로 신호등 색깔(빨강, 노랑, 녹색)과 같은 색의 채소를 많이 먹어야 한다. 최근에는 비타민을 비롯해 다양한 합성 식품이 많이 나오는데 합성 비타민은 체내에 쉽게 흡수되지 않으므로 가능한 한 음식의 형태로 영양소를 섭취하도록 하자.

요즘 유행하는 다이어트에 관해서도 한마디 덧붙이겠다. 요즘 여성은 물론이고 중년의 남성까지 다이어트에 열심이다. 생활습관병 예방이라는 취지는 이해하지만, 식이요법에 의존하는 다이어트는 결코 좋은 방법이 아니다. 요요 현상을 일으키기 때문이다. 다이어트를 하려는 사람은 다음 두 가지를 확실하게 염두에 두고 시작하자.

첫째, 사람은 그렇게 쉽게 살이 찌지 않는다. 근육이 적당히 붙어 있으면 하루 섭취 칼로리의 60%는 앉아만 있어도 연소된다. 하지만 근육이 절반으로 줄어들면 30%밖에 연소되지 않는다. 나머지 30%가 전부 지방으로 바뀐다. 그러므로 엄청난 대식가라면 몰라도 보통 사람의 경우에는 많이 먹어서 살이 쪘다고 생각된다면 식사 제한보다는 근육을 만드는 법을 생각하는 편이 좋다. 다이어트에 성공하고 싶다면 먼저 근육부터 만들어야 한다.

둘째, 먹는 즐거움을 빼앗지 말아야 한다. 살을 빼고 싶다고 해서 식욕을 지나치게 억누르면 오히려 스트레스를 받는다. 아무리 아름다운 몸을 원해도 식사를 거르면 오히려 아름다워지지 못한다. 식욕은 성욕과 더불어 가장 강력한 본능이므로 이 본능을 무턱대고 억제하면 뇌내 엔도르핀이 나오지 않고 오히려 스트레스 호르몬이 분비된다. 그런 행위가 몸에 좋을 리 없다.

식사 시간이 즐거운 이유는 미각을 충족할 뿐 아니라 뇌내 엔도르핀이 나오기 때문이다. 뇌내 엔도르핀이 나오는 것은 그 행위를 즐기라는 뜻이다. 우리에게 즐거움을 안겨서 생명을 유지하려는 유전자의 지혜이다. 이 신호를 무시하면 안 된다.

거식증인 사람은 아무리 먹어도 뇌내 엔도르핀이 나오지 않는다. 미국의 가수 카렌 카펜터스의 경우를 보면 잘 알 수 있다. 거식증인 사람은 식욕을 느끼지 않는다. 인간 본래의 생명 메커니즘이 망가졌기 때문이다. 과식도 좋지 않지만 음식을 아예 먹지 않는 것은 더욱 좋지 않다.

우리는 왜 무언가를 먹고 싶어 할까? 배가 고플 때 식사를 하면 포만감이 들면서 기분이 좋아진다. 또 맛있는 음식을 먹으면 '아, 맛있다!'고 미각이 만족을 느낀다. 두 경우 모두 뇌내 엔도르핀이 분비되기 때문에 먹는 것이다. 즉, 살기 위해 먹는 게 아니라는 말이다.

'먹지 않으면 죽으니까 먹는다'는 사람도 있지만 이것은 잘못된 생각이다. 뇌내 엔도르핀이 나오지 않는 거식증 환자는 목숨에 지장이 있는 단계에 이르러도 음식을 거부한다. 뇌내 엔도르핀이 분비되지 않으면 위기가 닥치거나 죽음에 이르게 되어도 스스로 무엇을 하려고 하지 않는다.

이제부터는 우리 병원에서 직접 실행한 치료 사례를 살펴보자.

식이요법만으로는 반드시 요요 현상이 온다

사례 1 K씨(여성, 65세, 키 153cm, 체중 70.3kg)

13년 동안 당뇨병을 치료해온 K씨는 한때 체중 감량에 성공해 혈당치가 상당히 개선되었다. 하지만 최근 식이요법을 소홀히 해서 10kg 이상 체중이 증가했다. 그는 전신이 나른하고 입이 마르며 무기력과 빈뇨 증상이 나타나 반복적으로 병원에 찾아왔다. 공복 시 혈당치는 232mg/*dl*였다. 정상치는 110mg/*dl* 이하여야 한다.

나는 K씨를 즉시 입원시키고 우리 병원의 주요 프로그램인 워킹, 메디컬 마사지, 스트레칭, 명상과 식이요법을 시작했다. 입원한 지 36일 만에 체중 63.6kg에 혈당치도 140mg/*dl* 이하로 떨어졌다. 자각 증상도 눈에 띄게 호전되었다.

- 데이터 : 혈당치 232 → 140mg/dℓ / 뇌파(α파) 17 → 47% / 지방률 40.1 → 33.7% / BMI(체질량지수, 정상치는 22) 30 → 27.2kg/m^2 / 비만도 +36.5 → +27.3%

이 환자는 전에 다른 병원에 입원했는데 식사량을 하루 1,500

kcal로 제한했다고 한다. 하지만 식사량을 지키지 못해 몸 상태가 나빠졌다고 한다. 몸이 나른하고 밤에는 두 시간마다 눈이 떠지며 화장실에 가야 했다. 금방 목이 말라서 물을 벌컥벌컥 마셔야 했다. 이런 경우에는 보통 인슐린 투여 요법을 쓰지만, 나는 그렇게 하지 않고도 환자의 상태를 개선시킬 수 있었다.

환자에게 식사 조절은 무척 힘든 일이었을 것이다. 평소 생활에서 스스로 식사를 조절하지 못하거나 자신에게 관대한 성향이 있는 사람은 병원에 입원하는 것이 가장 좋은 방법이다. 그러면 일상생활의 리듬이 확 변하므로 강제로 해야 하는 일이 그리 힘들지 않다. 이때 식사를 제한당하는 사람은 먹는 것 외에 다른 즐거움을 찾아야 한다. 이 시기에는 다른 일에 관심을 두도록 노력해야 한다.

그런데 '맛있는 음식을 먹지 못하니 다른 즐거움을 찾는다'는 구실로 쇼핑이나 도박과 같이 일시적인 쾌감을 얻는 일에 빠지면 오히려 몸에 부정적인 영향을 미친다. 식사는 하루에 세 번이나 하지만 다른 즐거움은 그렇게 자주 느낄 수 없기 때문이다. 스트레스를 풀려고 하는 일이 새로운 스트레스를 받는 원인이 되어 결국 충동적으로 음식을 입에 넣게 된다. 이런 일이 반복되면 이 환자처럼 자신의 몸을 위험한 상태로 몰고 가게 된다.

뇌내 엔도르핀을 분비시킬 때도 지혜가 필요하다. 바람직하지 않은 형태로 스트레스를 해소하는 습관을 고치는 데는 명상이 가장 효과적이다. 좋아하는 것이나 앞으로 되고 싶은 자신의 모습을 떠올리게 한다.

다이어트가 필요한 사람은 다이어트에서 즐거움을 찾는 것이 가장 좋은 방법이다. 예를 들어, 목표치를 정하고 살이 빠진 자신의 모습을 상상해보자. '유행하는 예쁜 옷을 입은 자신', '친구들이 살이 빠진 나를 보고 깜짝 놀라는 모습', '주변 사람들이 모두 감탄하는 모습' 등이다.

즐거운 상상을 하면 뇌내 엔도르핀이 나온다. 자신이 지금 참고 인내해야 하는 일을 '즐겁게 느낄 수 있게' 해야 한다. 입원 전의 K씨는 그렇게 하지 못했기 때문에 실패한 것이다.

식사 제한을 할 때 식이요법만 하는 것은 시야가 좁은 생각이다. 식이요법만으로 다이어트에 성공해도 반드시 요요 현상이 일어난다. 왜 다시 살이 찔까? 근육이 줄었기 때문이다. 근육이 쇠퇴하면 지방이 연소되지 않으며, 몸이 음식에 들어 있는 지방을 차곡차곡 쌓기 시작한다. 그러면 식사량을 줄여서 약간 모자란 듯 먹어도 살이 찐다.

살을 뺀 후에 요요 현상을 일으키지 않으려면 근육을 만들

그림 13 개선 사례 1

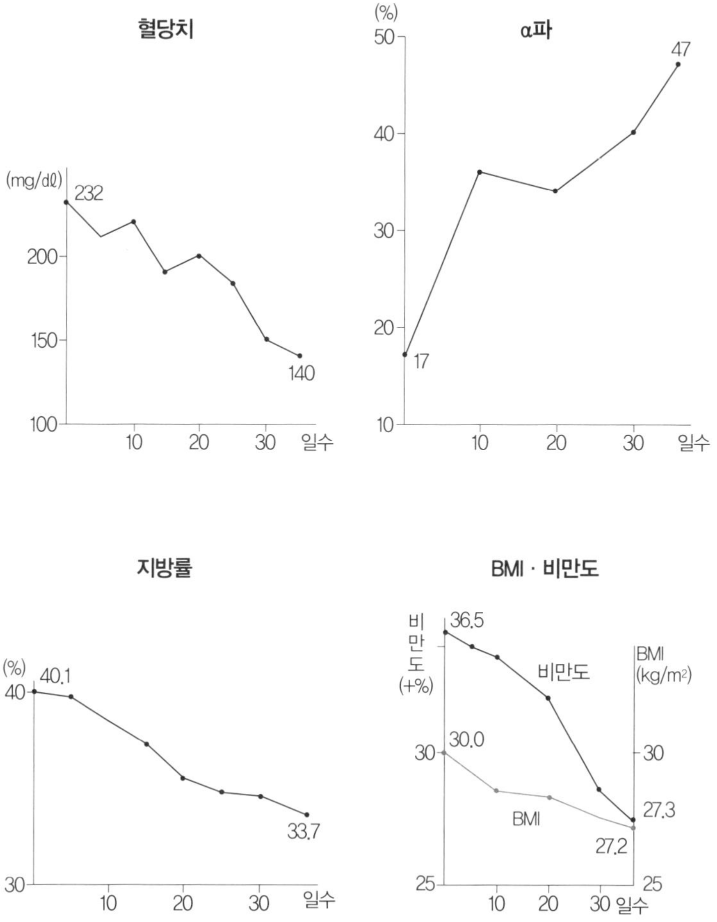
혈당치
(mg/dℓ)
232
200
150
140
100
10
20
30
일수
(%)
α파
50
47
40
30
20
17
10
10
20
30
일수
지방률
(%)
40.1
40
33.7
30
10
20
30
일수
BMI · 비만도
비만도 (+%)
36.5
비만도
BMI (kg/m2)
30.0
30
30
BMI
27.3
27.2
25
25
10
20
30 일수

고 그 근육이 줄어들지 않게 유지하는 습관을 들여야 한다. K씨는 스트레칭과 명상으로 근육을 만들면서 체중을 감량했고, 퇴원 후에도 스트레칭과 워킹을 계속함으로써 요요 현상을 방지할 수 있었다.

당뇨병이라고 하면 인슐린 부족이 원인이라고 생각하기 쉬운데 인슐린이 분비되지 않아서 당뇨병에 걸리는 사람은 전체의 5%도 되지 않는다.

당뇨병의 원인은 대부분 비만이다. 비만이 원인인 당뇨병은 대개 인슐린이 과도하게 분비된다. 인슐린이 과도하게 분비되면 고혈압이나 동맥경화가 되거나 심장이 자주 두근거린다. 따라서 이런 종류의 병은 오히려 인슐린 과다라고 하는 편이 이해하기 쉽다.

인슐린이 나오는데 왜 당뇨병에 걸릴까? 인슐린은 근육을 통과해야만 활성화되기 때문이다. K씨와 같은 유형의 당뇨병 환자는 인슐린은 몸에서 제대로 분비되고 있다. 그러므로 근육을 붙여서 활성화하면 외부에서 인슐린을 투여하지 않아도 당뇨병이 유발하는 다양한 증상을 개선할 수 있다.

사람들은 언제나 뇌내 엔도르핀이 나오기를 원한다. 뇌내 엔도르핀을 분비시키는 방법에 따라 건강 상태와 인생이 달라질 수 있다. 가장 좋은 방법은 마음의 영역에 들어가 뇌내 엔도르핀이 나오도록 하는 것이다. 즉, 우뇌를 사용하며 즐겁게 사는 것이다. 그러면 인간으로서 성숙하고 사회적으로 존경받으며 자신이 발전해가는 모습을 인식하면서 즐겁게 살 수 있다.

어떤 일이든 자신의 생각대로 되면 만족감을 느끼며 처음에는 뇌내 엔도르핀도 나온다. 그런데 손익 계산이나 쾌감과 불쾌감의 세계에서 즐거움을 찾으면 우뇌에서는 뇌내 엔도르핀이 나오지 않는다. 돈을 예로 들어보자. 우리는 돈을 아무리 많이 벌어도 '더 많이' 벌고 싶어 한다. 동물 뇌의 영역에서 뇌내 엔도르핀을 분비하려 하니 만족할 줄 모르는 것이다.

사회통념상 바람직한 즐거움과 바람직하지 않은 즐거움을 비교해보면 후자는 뇌내 엔도르핀의 세상에 들어갈 수 없는 방법이 대부분이다. 우리에게는 동물 뇌도 있으므로 낮은 차원의 즐거움을 아예 부정할 수는 없지만, 인간은 훌륭한 행위를 할수록 즐거움이 커지고 건강에도 좋다는 사실을 알아둬야 한다. 이를 증명하는 일화를 소개하겠다.

나는 30대 중반의 의사를 대상으로 뇌파 측정을 한 적이 있다. 나는 뇌파를 측정하기 전에 "지금까지 가장 즐거웠던 순간을 떠올려보게"라고 말했다. 그 뒤 놀라운 결과가 나왔다. 뇌에서 *α*파가 나와야 하는데 심한 *β*파가 나왔다. 간호사가 "선생님, 이게 어떻게 된 일일까요?"라며 놀랄 만큼 심한 긴장 상태를 나타내는 뇌파였다.

"아니, 자네는 지금 무슨 생각을 한 건가?"

"가장 즐거웠던 일을 생각하라고 하셔서 성행위를 할 때를 떠올렸습니다."

똑같이 즐거운 일이지만 이런 종류의 즐거움은 *β*파를 방출한다. 마찬가지로 텔레비전에서 나오는 살인 사건 등을 보면 대단히 흥분한 뇌파가 나온다. '텔레비전은 재미로 보는 것'이라고 무시할 수 없는 이유는 일종의 가상 현실을 보여주기 때문이다.

뇌파는 종종 현실과 픽션을 잘 구별하지 못한다. 텔레비전에서 프로레슬링 경기를 보다가 너무 흥분해서 사망하는 사람이 있는데 그와 유사한 일은 언제든 일어날 수 있다. 원초적인 즐거움은 뇌내 엔도르핀을 분비하는 데 적당하지 않다. 이 점을 오해하지 않아야 한다.

절대 안정해야 하는 환자에게 운동을 시키는 이유

사례 2 Y씨(여성, 71세, 키 151.5cm, 체중 57.3kg)

Y씨는 심각한 부정맥 증상을 보였고 때때로 호흡곤란까지 일으켰다. 증세는 6, 7년간 계속되었다. 집 근처에 있는 병원에서는 평소에 절대 안정하라는 진단을 받아서 거의 운동을 하지 않았고 장을 보는 일마저 삼갔다. 1층에서 2층까지 오르내리는 일도 숨이 차고 가슴이 두근거렸으며 이따금 호흡곤란이 왔다. 가벼운 고혈압 증세도 있었다.

나는 이 환자에게 주3회 병원에 와서 식이요법과 스트레칭을 중심으로 한 운동, 메디컬 마사지, 명상을 하도록 시켰다. 그 결과 약 4개월 만에 일상생활에서의 자각 증상이 거의 사라졌고, 보통 사람들처럼 운동도 할 수 있게 되었다. 부정맥 약이 거의 필요 없어졌고 혈압도 정상수치로 돌아왔다.

- 데이터 : 뇌파(α파) 21 → 51% / 지방률 33.9 → 32.4% / BMI 24.7 → 24.1kg/m^2 / 비만도 +24.7 → +9.6%

환자는 우리 병원으로 주3회 통원치료를 왔다. 식이요법은 저염·고단백 음식을 주로 먹었고, 낫토를 좋아했으므로 낫토도 매일 먹게 했다. 운동은 스트레칭을 중심으로 하며 격렬한 운동은 피했다. 처음에는 예전 의사가 '절대 안정'하라고 했던 말을 떠올려 스트레칭처럼 가벼운 운동조차 두려워했다. 하지만 운동을 몇 번 한 뒤 혈압 수치가 20~30이나 떨어지는 것을 보고 자발적으로 운동을 하게 되었다.

운동을 할 때는 맥박과 혈압이 상승하지만 제2의 심장인 근육이 움직이게 된다. 심장에서 나간 혈액이 온몸을 돌고 돌아 심장으로 오는 과정이 원활해지므로 심장이 튼튼해지는 것이다. 그러면 혈압도 분명히 떨어진다.

스트레칭 외에 자전거(실내)도 타게 했다. 이것도 처음에는 쉬엄쉬엄했지만 5~6회 이후에는 워킹머신을 할 수 있게 되었다. 이런 경우 운동을 어느 수준까지 시키고 중지시키느냐가 관건인데 나는 본인이 '좀 힘들다'고 느끼는 정도까지 하게 했다. 일반적으로 부정맥인 사람에게는 운동이 위험하다고 인식되지만, 환자의 상태를 살펴서 적절한 운동을 시키면 막혀 있던 혈관이 트여서 혈액순환이 개선된다.

스트레칭과 같은 운동은 근육을 만드는 한편 모세혈관을 증가시킨다. 근육을 단련하면 근육 세포가 커지지만 세포 수는 늘지 않는다. 다시 말해 근육이 증가한다는 것은 근육 세포가 굵어졌다는 의미이다. 이것은 혈액의 흐름과 비례한다. 따라서 근육을 단련하면 혈관도 늘어난다. 근육을 키우려면 일단 근육에서 산소를 차단해야 한다. 즉, 근육을 사용한 뒤 산소가 모자라서 '좀 더 필요한 상태'가 되면 산소를 공급하기 위해 모세혈관이 증가하는 것이다.

또한 근육은 지방을 처리하는 공장이므로 혈관을 막히게 하는 원인인 지방을 태워서 혈관을 청소해준다. 그 결과 부정맥이 개선된다. 혈관이 꽉 막힌 경우에는 운동을 제한할 필요도 있지만, '운동하지 않는다'가 아닌 '운동하는 것'을 전제로 치료하는 것이 나의 방식이다.

환자에게 절대 안정하라고 하며 운동을 하지 못하게 하는 의사의 경우 약으로만 치료하려 한다. 아니나 다를까 Y씨도 약을 복용하고 있었다. 우리 병원에서는 기본적으로 환자에게 약을 처방하지 않는다.

간혹 약을 먹지 않으면 불안해하는 환자가 있는데 그럴 때는 일단 약을 처방해주고 시의적절하게 이용한다. 하지만 그것은 약의 효능을 믿어서가 아니라 환자의 심리적 안정을 고려하기 때문이다. 오랫동안 약을 복용해온 사람은 '약을 먹지 않으면 불안하다'고 호소한다. 그런 사람에게는 "약을 갖고 계셔도 괜찮습니다"라고 말해준다.

부정맥 약은 혈관을 확장하기 위해 심장박동을 늦춘다. 합당한 이유가 있어서 심장박동이 빨라져야 하는 경우에도 인위적으로 떨어뜨리는 것이다. 이러면 점점 혈관이 막힐 뿐이다. 약으로는 증상을 완화할 뿐 근본적인 문제를 해결하지 못하는 경우가 많다.

고혈압은 어느 장기에서 혈액이 부족해지면 다른 곳을 희생해서라도 그곳으로 피를 보내기 위해 심장이 열심히 움직이는 상태이다. 결코 좋은 상태는 아니지만 그럴 때 혈압을 인위적으로 떨어뜨리면 혈액이 부족한 장기는 점점 더 상태가 악화되어 병이 빠르게 진행된다. 그러므로 어떤 경우라도 혈액의 흐름을 원활하게 만들어야 한다.

이런 지식은 스포츠 의학을 전공한 의사라면 누구나 알고 있다. 하지만 아직까지 일본에는 스포츠 의학을 공부한 의사가 극히 적다. 의사 수는 전국적으로 24만여 명에 달하지만 스포츠 의학 관련 지식을 가진 사람은 1만 명도 안 된다. 따라서 약으로 치료하는 방식에 의존할 수밖에 없는 것이다.

그런데 효과가 강한 약을 복용할수록 활성산소가 많이 분비된다. 약은 물론 눈에 보이는 증상은 완화시키지만 병을 근본적으로 치유하는 힘은 거의 없다. 일단 증상을 완화시키고 그 사람의 자연치유력에 맡겨서 낫게 하는 것이 현대 의학의 실태이다. 그런데 약을 과다복용하면 자연치유력까지 약해지므로 병원에 가는 것은 수명을 단축시키는 행위가 되기도 한다.

지금 당장 환자가 너무 힘들어한다면 어쩔 수 없지만, 약을 쓰지 않아도 병이 낫는 방법이 있다면 그 방법을 택해야 한다. 우리 병원에서는 그렇게 하고 있다.

운동 요법은 고혈압과 당뇨병의 특효약

사례 3 H씨(남성, 65세, 키 163cm, 체중 98.3kg)

H씨는 10년 동안 본태성 고혈압(뚜렷한 원인을 알 수 없는 고혈압을 말한다-옮긴이)을 앓았다. 다른 병원의 의사가 처방해준 혈압강하제 두 종류를 복용해왔다. 식사는 특별히 가려서 먹지 않았고, 어지럼증과 두통에 시달렸다. 혈압은 220/140으로 상당히 위험한 상태였다.

나는 즉시 환자를 입원시켜서 식이요법과 스트레칭을 중심으로 한 운동과 메디컬 마시지, 명상을 매일 하게 했다. 그러자 혈압이 120/80까지 떨어졌고, 자각 증상도 현저히 개선해 입원한 지 41일 만에 퇴원했다.

• 데이터 : 뇌파(α파) 17 → 43% / 지방률 35.8 → 25.4% / BMI 37.5 → 33.5kg/m^2 / 비만도 +70.3 → +52.3%

본태성 고혈압은 자기 마음대로 조절할 수 없다는 것이 세간의 상식이다. 후천적인 원인이 아니라 선척적으로 타고났기 때문이다.

이 환자는 중년 이후 고혈압 증세가 나타나서 줄곧 약으로 증상을 억제해왔다. 환자의 가족도 모두 고혈압을 앓았다. 부모는 이미 세상을 떠났고, 형도 60세 정도에 사망했다. 환자는 "저는 65세까지 살았으니 형님보다 낫네요"라며 쓴웃음을 지었다. 이런 환자에게는 혈압강하제를 투여하고 정양하게 하는 것이 일반적인 치료법이다.

환자가 혈압이 220/140인 상태로 우리 병원에 왔을 당시 담당의는 몹시 염려하면서 "원장님, 이 상태로는 위험하니까 약을

그림 14 개선 사례 3

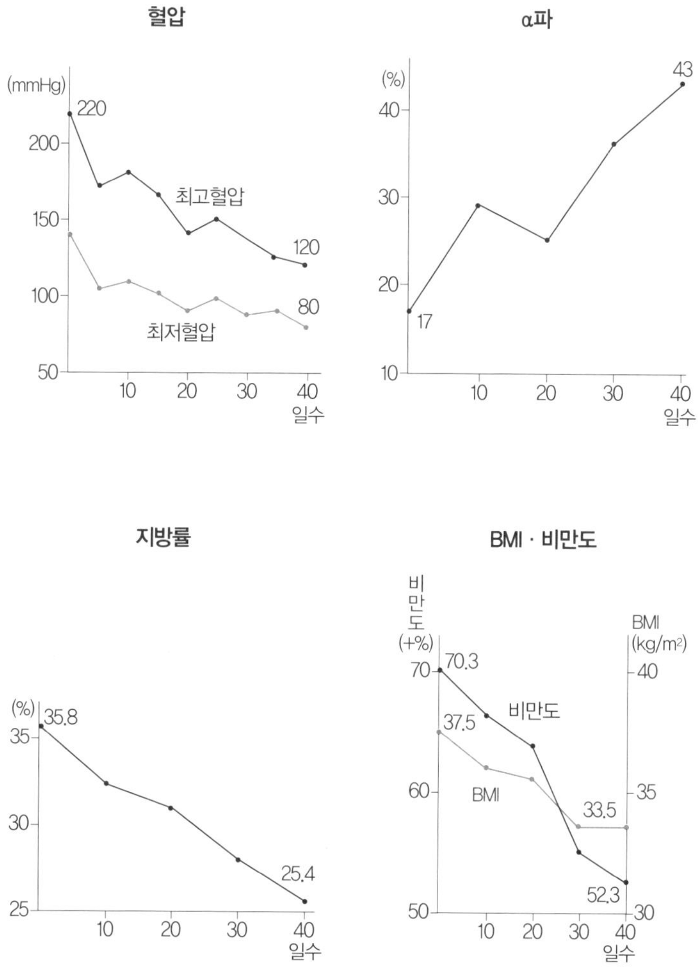
혈압
(mmHg)
220
200
150
100
50
최고혈압
120
80
최저혈압
10
20
30
40
일수
α파
(%)
43
40
30
20
10
17
10
20
30
40
일수
지방률
(%)
35.8
35
30
25
25.4
10
20
30
40
일수
BMI · 비만도
비만도 (+%)
BMI (kg/m2)
70.3
70
60
50
40
35
30
비만도
37.5
BMI
33.5
52.3
10
20
30
40
일수

써서 혈압을 180까지 떨어뜨린 다음에 운동을 시켜야 합니다" 라고 주장했다. 운동 요법에 대해 잘 모르는 의사였으니 더욱 예민해졌을 것이다.

나는 "무슨 일이 있으면 내가 책임질 테니 걱정 말게"라고 설득했고, 즉시 운동 요법을 시작했다. 그리고 운동을 시켰더니 최고 혈압이 놀랍게도 180까지 뚝 떨어졌다. 그 뒤에는 순조롭게 위험한 상태에서 빠져나왔다. 혈압이 200을 넘으면 두통과 어지럼증, 구토감이 발생한다. 특히 일시적으로 증세가 나타나는 경우에는 그런 증상이 더욱 현저하다.

환자는 키가 163cm밖에 안 되는데 체중이 100kg에 가까운 초고도 비만이었다. 자기관리를 전혀 못하는 것이 확실했다. 운동은 스트레칭부터 시작했다. 이런 사람에게 운동 요법을 실시할 때는 세심하게 주의해야 한다. 운동 전에는 반드시 준비 운동을 하고, 마친 다음에도 마무리 운동을 하도록 했다.

사실 이런 사람에게는 운동을 시키지 않는 편이 안전하고 병원 측도 훨씬 편하지만 그렇게 하면 대증 요법 외에 아무런 성과도 얻을 수 없다. 그러면 환자가 일부러 우리 병원까지 찾아온 의미가 없다.

본태성 고혈압도 근육을 제대로 만들면 개선된다. 혈압이 상승하는 이유는 원래는 심장과 근육이라는 두 개의 펌프가 혈액을 운반해야 하는데, 근육량이 적어서 심장만 혈액을 운반하기 때문이다. 이것이 병의 근본적인 원인이었다.

또한 비만도 좋지 않다. '비만은 몸에 나쁘다'고 말하지만, 살이 찌면 어디가 어떻게 나쁜지 정확하게 알고 있는 사람이 몇 명이나 있을까? 예를 들어, 체중이 1kg 늘면 모세혈관이 100m 길어진다. 즉, 체중이 10kg 증가하면 모세혈관이 1,000m 더 길어진다는 말이다.

몸에 혈관이 생기면 그 혈관으로 혈액이 흘러가야 하므로 살이 찌면 반드시 혈압이 올라가게 되어 있다. 그리고 혈관이 길어지면 말초 혈관까지 혈액이 흘러가지 못하기 때문에 몸 여기저기에 고장이 난다. 그래서 비만에 몸에 나쁘다고 하는 것이다.

결론적으로 나온 처방이 체중 감량이다. 체중을 줄이려면 지방을 연소해야 한다. 식이요법만으로는 지방이 쉽게 연소되지 않으므로 반드시 운동을 해야 한다. 게다가 덩치가 크면서 살이 찐 사람은 몸에 비해 심장이 작은 편이므로 심장이 혼자서 혈액을 운반하기 힘들다. 따라서 근육을 만들어서 근육이 제2의 심장으로 그 역할을 할 수 있게 해야 한다. 즉, 운동이라는 처방 없이는 현 상태를 좋은 방향으로 이끌 수 없다는 결론이 나온다.

스트레칭 다음에는 워킹(걷기)을 시켰다. 먼저 근육을 붙이고 다음으로 지방을 태운다는 전략이다. 워킹은 실외에서 하는 편이 좋지만 유감스럽게도 우리 병원은 그런 환경이 갖추어져 있지 않아서 워킹머신을 사용했다.

워킹머신 위에서 걸으면 아무래도 지루하고 단조로워서 오래 하기 힘들다. '의사 선생님이 하라고 하니까 어쩔 수 없지' 하는 마음으로 한다면 큰 효과를 기대하기 어렵다. 그래서 우리 병원에서는 '걷는 것이 얼마나 즐거운 행위인지' 느낄 수 있게끔 지도한다. 걸으면서 즐거운 일을 생각하거나 이렇게 걸어서 얻을 수 있는 치료 효과를 상상하는 등 환자 본인이 자발적으로 걷는 것이 중요하다. 여러분도 그 점을 잘 기억해두자.

지금까지의 사례를 봐도 알 수 있듯이 우리 병원에서 실행하는 방법은 고혈압, 당뇨병인 사람에게 큰 효과가 있다. 하지만 이 방법이 고혈압과 당뇨병에만 효과가 있는가 하면 그렇지 않다. 좀 더 넓은 범위의 질환과 예방에도 활용할 수 있다.

통풍을 예로 들어보자. 통풍은 체내에 요산이 쌓여 발뒤꿈치 주변에 결정체로 뭉쳐 있다가 신경에 닿으면 강한 통증을 느끼는 병이다.

통풍의 원인은 크게 두 가지인데, 하나는 요산이 과다 생성되기 때문이다. 요산은 세포 증식에 필요한 핵산 속의 프린체가 분해되어 생기는데 프린체를 다량 함유한 식품을 지나치게 많이 섭취하면 이 병에 걸린다. 주로 미식가들이 걸린다고 해서 사치병이라고도 한다. 또 하나는 신장에 이상이 생겨 체내의 요산을 충분히 배출하지 못해서 요산이 고여 있는 경우이다. 7대 3의 비율로 첫 번째 원인으로 이 병에 걸리는 사람이 많아서 대표적인 생활습관병 중 하나로 꼽힌다.

이 병에 걸리면 지나친 운동은 금물이다. 운동을 너무 많이 하면 요산 수치가 올라가기 때문이다. 운동이 부정적인 영향을 미치는 병은 통풍뿐이다. 심장병이나 당뇨병에 걸린 사람은 몸을 많이 움직일수록 증상이 호전되지만, 통풍은 일정 단계에 이르면 운동이 오히려 악영향을 미친다.

그렇다면 아예 운동하지 않는 편이 나을까? 그렇지 않다. 통풍에 걸렸어도 적당한 운동은 도움이 된다. 다만 통풍 환자에게 운동을 시킬 때는 고혈압이나 당뇨병 환자보다 더욱 세심한 배려가 필요하다. 검사를 통해 그 사람에게 적합한 운동량을 파악할 수 있으므로 "환자분은 맥박이 얼마이고 하루에 몇 번 정도 운동을 하면 됩니다"라고 구체적으로 지시해서 역효과가 나지 않는 범위 내에서 운동을 시킨다. 즉, 어떤 병이든지 운동을 하는 편이 좋다.

운동을 죽어도 못하겠다는 환자에게는 명상을 시킨다. 통풍의 원인은 정확히 알 수 없지만 분명 스트레스와 관련이 있어 보인다. 스트레스와 관련이 있는 질병은 명상을 하면 좋은 효과를 거둘 수 있다. 명상으로 증상을 개선한 뒤 운동 요법을 실시하면 위험하지 않다.

즐겁게 먹고 자고 걷자

사례 4 K씨(남성, 59세, 키 173cm, 체중 61kg)

K씨는 불안과 초조감에 사로잡혀 한 달 정도 불면증에 시달렸다. 그 때문에 체중이 12kg이나 줄었다. 다른 병원에서 항우울제 두 종류를 처방받아 복용 중이었다. 나는 이 환자를 서둘러 입원시키고 식이요법과 메디컬 마사지, 명상을 3주간 시켰다. 그러자 미열과 불면증이 사라지고 식욕이 증가해서 우울증이 상당히 개선된 상태로 퇴원했다.

• 데이터 : 뇌파(α파) 17 → 61% / 지방률 11.5 → 17.8% / BMI 20.4 → 24.4kg/m² / 비만도 −7.1 → +2.3%

K씨는 일본의 거품 경제가 붕괴해 사업이 실패한 뒤 우울증 증세를 보이기 시작했다. 사업이 어려워진 것이 계기가 되어 잠재적으로 갖고 있던 우울 경향이 표면화된 것이다.

나는 평소 K씨와 안면이 있었는데 우리 병원에 왔을 때는 몰라볼 정도로 야위어 있었다. 항우울제를 복용해도 효과가 없다고 호소하며 입원 치료를 하고 싶다고 요청했다. 자살하고 싶은 마음까지 내보였다.

일단 불면증을 해결하는 것부터 시작했다. 사람은 평소 세로토닌이라는 호르몬이 분비되면 잠이 온다. 세로토닌은 노르아드레날린의 대항마와 같은 호르몬으로서 두 호르몬의 균형이 깨지면 불면증을 비롯해 여러 증상이 나타난다. 예를 들어, 세로토닌이 부족하면 간질 발작 증세를 일으킨다. 세로토닌이 잘 분비되어야 간질 발작이나 우울 상태가 되는 것을 막을 수 있다.

세로토닌을 생성하는 세포가 동맥경화 등으로 쇠약해지면 이 환자처럼 극단적인 불안감과 불면증, 우울 증상이 나타난다. 그런 때는 혈액이 원활하게 흐르는 상태로 만들어야 한다. 혈관이 막히지 않도록 예방하거나 막힌 혈관을 뚫어야 한다. 그 방법은 근육을 사용하는 것, 즉 운동이다.

혈관을 막히게 하는 주범은 지방이다. 지방이 혈관 벽에 붙으면 진흙처럼 끈끈한 상태가 된다. 이 상태로도 혈액이 흐르긴 하지만 여기에 활성산소가 결합하면 과산화지질이라는 물질로 변한다. 진흙과 같은 상태에서 콘크리트처럼 굳어버리는 것이다. 과산화지질에는 칼슘이 결합하기 쉬우므로 그렇게 되면 혈관이 콘크리트처럼 되어버린다. 그러면 혈액이 더 이상 흐르지 못한다. 그렇게 되기 전에 운동으로 지방을 태워야 한다. 스트레칭으로 근육을 만들고, 워킹으로 지방을 태우는 것이 좋다.

이 환자는 사업 실패가 발단이 되었지만, 일반적으로 40세를 넘긴 사람 중에 가벼운 우울 증세를 보이는 예는 그리 드물지 않다. 우울 증상은 선천적으로 타고날 수도 있지만, 그렇지 않은 사람도 중년이 되고 그 나이에 따른 여러 문제를 떠안게 되면서 어떤 일을 계기로 증상을 보이는 경우도 종종 있다.

사람에게는 한꺼번에 몰아서 할 수 없는 일이 세 가지 있다. 그것은 잠과 식사, 운동이다. 이것들은 일주일 동안 참았다가 한 번에 몰아서 할 수 없으며 그래서도 안 된다. 매일 꾸준히 하는 수밖에 없다.

K씨와 비슷한 증상을 보이는 환자가 입원하면 우리 병원에서는 식이요법과 메디컬 마사지, 명상 요법을 한다. 메디컬 마사지는 운동을 대체하고, 명상은 수면을 대체하며, 식이요법은 이상적인 식생활을 실천하는 것이다. 어떤 특별한 치료법이 아니라 우리가 평소에 기본적으로 해야 하지만 스스로 하기 힘든 세 가지를 병원에서 바로잡아준 것뿐이다.

K씨도 이 방법으로 불면증과 불안, 초조감이 사라졌고 체중도 늘었다. 이 환자는 원래 체중이 80kg에 가까워서 평소에는 내가 '체중 좀 줄이라'고 했을 정도였다. 그 뒤 73~74kg을 유지했는데 입원 당시에는 61kg이었으니 체중이 10kg 이상 감소한 것이다. 그 정도로 심한 우울감에 시달렸다는 말이다.

이런 상황에서 현대 의학은 보통 항우울제를 투여한다. 실제로 K씨는 항우울제를 복용했지만 별 효과가 없었다. 이 경우 약의 복용량을 늘릴 뿐 딱히 다른 치료법으로 방향 전환을 할 것이 없다. 그런데 우리 병원에서는 현대 의학의 관점에서는 치료법이라고 할 것도 없는 방법을 썼고, 그러면서도 우울증 환자를 건강한 상태로 돌려놓았다. 현대 의학이 '치유한다'는 측면에서는 얼마나 무력하지 잘 알 수 있는 사례이다.

병을 치유하는 데 필요한 모든 능력은 원래 개개인의 몸속에 이미 갖추어져 있다. K씨가 입원했을 때 우리는 그가 '먹는 것, 자는 것, 걷는 것은 즐거운 일'임을 깨닫게 하는 데 중점을 두었다. 지금 K씨는 기운을 되찾고 일터로 복귀했다. 원래 우울 경향을 타고났으므로 어떤 계기가 있으면 다시 우울감이 튀어나올 수도 있지만, 병원에 입원해 있는 동안 많은 것을 깨닫고 돌아갔으리라 생각한다.

우리 병원에 입원시키는 것은 '이게 당신에게 가장 좋은 운동입니다', '이렇게 식사하세요', '이렇게 하면 명상을 습관화할 수 있습니다'라는 점을 몸소 실천하고 느끼게 하기 위해서이다. 즉, 병원에 입원해서 치료하고 퇴원하면 끝이라는 인식은 잘못된 것이다.

근육을 붙이고 지방을 태우면 체중이 줄어든다

사례 5 H씨(남성, 27세, 키 158.3cm, 체중 89.2kg)

2년 동안 만성 간염을 앓아온 H씨가 우리 병원에 찾아왔을 때는 AST와 ALT가 244와 122였고(간기능 검사에서 간 손상 여부를 측정하는 지표. 정상수치는 40U/L 이하-옮긴이), 나른함과 무기력감으로 툭

하면 회사를 쉬었다. 하지만 우리 병원에 입원한 2주 동안 정규 프로그램인 식이요법과 메디컬 마사지, 스트레칭, 명상을 했더니 간수치가 51과 38로 눈에 띄게 좋아졌다.

• 데이터 : AST 244 → 51 / ALT 122 → 38 / 중성지방 1,088 → 253 / 뇌파(α파) 23 → 70% / 지방률 52.7 → 47.7% / 체중 89.2 → 83kg / 비만도 +61.8 → +50.6%

일반 병원에서는 만성 간염을 앓고 있는 사람에게 식이요법을 하고 안정을 취하라고 한다. '고단백 음식과 알코올 금지'가 기본이고, '일은 적당히 하고 몸 상태가 좋지 않으면 쉬어라. 운동은 하지 마라'고 지시한다. 이것이 일반적인 처방이며 우리 병원처럼 운동 요법을 집어넣는 곳은 거의 없다. 하지만 급성 간염은 그렇다 쳐도 만성 간염은 조금이라도 몸을 움직이는 편이 좋은 결과를 얻는다.

H씨는 중성지방이 과도하게 많았다. 중성지방은 정상치가 150이다. 최대 한도가 250이고 300대를 넘으면 위험하다. 그런데 H씨의 경우 1,000이 넘었으니 얼마나 심각한 수치인가!

H씨도 식이요법과 스트레칭, 명상, 메디컬 마사지를 실천했

다. 그러자 2주 만에 중성지방 수치가 4분의 1 수준까지 떨어져 253이 되었다. 정상치보다는 여전히 높은 수준이지만 이 정도만 되어도 간염 증세는 상당히 호전된다. 그 증거로 AST와 ALT가 51과 38로 거의 정상 수치에 가까워졌다. 지방률도 만족스러운 수준은 아니지만 50대에서 40대로 낮아졌다. 퇴원 후 자기관리만 잘하면 간염 증세에 시달릴 일은 거의 없을 것이다. 문제는 퇴원 후 자기관리를 얼마나 할 수 있는가이다.

H씨는 애주가였다. 그것도 여러 종류의 술을 마시는 것을 좋아했다. 처음에는 와인이나 맥주로 시작해서 정종을 마셨다가 마지막에는 위스키나 와인으로 마무리했다. 이런 음주 습관은 몸에 가장 해롭다. 술을 많이 마시면 안주도 많이 먹게 된다. 매일 이런 식으로 먹고 마시니 살이 찌지 않을 수가 없다. 160cm밖에 안 되는 키에 체중이 90kg에 달한 것이 그 점을 분명히 말해준다.

그런데 이런 의문이 생기지 않는가? 겨우 2주 만에 중성지방이 1,088에서 253으로 떨어질 수 있을까? 하지만 우리 병원에서 이것은 특별한 예가 아니다. 한 달에 한 명 정도 이런 상태의 환자가 찾아오는데, 2~3주 동안 입원하면 어김없이 중성지방 수치가 떨어져서 퇴원한다.

다이어트를 하는데도 지방이 줄지 않는다고 한탄하는 사람이 많다. 열심히 몸을 움직이고 지방이 적은 음식만 골라서 먹는데도 체중은 제자리이다. 그런 이유로 지방을 나쁜 성분으로 여기고 지방이 연소되기 어렵다고 생각하는데 이는 잘못된 인식이다. 지방만큼 연소하기 쉬운 것도 없다.

원래 지방은 일정한 발화점에 도달하면 쉽게 타는 성질이 있는데 이것은 우리 몸에 있는 지방도 마찬가지다. 이때 체내의 지방을 어떻게 쉽게 연소되는 상태로 만들 것인가가 관건이다. 근육 속에 중성지방을 집어넣으면 지방이 쉽게 연소된다.

운동을 열심히 해도 체중이 줄지 않는 사람이라면 운동 방법에도 문제가 있다. 첫째로 지나치게 강도 높은 운동을 하면 지방이 절대로 연소되지 않는다. 그리고 근육이 부족한 사람도 지방이 연소되지 않는다.

비만인 사람은 대개 운동 부족이므로 근육이 부족한 상태이다. 그러면서 이따금 골프나 테니스를 해봤자 운동 효과가 나타날 리 없다. 그래서 우리 병원은 일단 스트레칭을 통해 근육을 만든 다음 워킹으로 지방을 연소시키게 한다. 식이요법으로 칼로리를 제한하고 있으므로 이 방법만으로 지방을 줄일 수 있다.

그러면 여기서 가장 효율적으로 지방을 태우는 방법을 소개하겠다. 220이라는 숫자에서 자신의 나이를 뺀 숫자에 0.7을 곱하면 된다. 당신이 40세라면 126((220-40)×0.7)이 답이다. 이 126이라는 숫자는 당신의 지방이 가장 잘 연소되는 최대 심박수이다.

이 심박수 이상으로 과격한 운동을 하면 지방이 연소되지 않는다. 반드시 이 심박수에 근접하도록 운동해야 한다. 우리 병원에서 사용하는 실내 자전거 모니터에는 심박수가 표시되어 있으므로 미리 자신의 지방이 가장 잘 연소되는 수치를 알아두고 운동하게 한다.

나이가 어릴수록 강도 높은 운동을 해도 지방이 연소되지만, 나이가 들면 강도가 약한 운동을 해야 지방이 연소된다. 가령 20세인 젊은이가 가장 효율적으로 지방을 태우는 심박수는 140((220-20)×0.7)이지만, 60세인 사람은 112((220-60)×0.7)로 더 낮다. 이 심박수를 정확하게 지키면 지방이 효율적으로 연소된다.

다음에서는 이 공식을 이용해 효율적으로 지방을 태운 사례를 살펴보자.

나이가 들면 가벼운 운동이 적합하다

사례 6 A씨(여성, 24세, 키 150cm, 체중 71.8kg)

A씨는 키에 비해 체중이 많이 나가 상당히 살이 찐 상태였다. 자신의 외모가 마음에 들지 않아 남 앞에 나서기를 꺼려 했고, 가벼운 우울 증상까지 보였다. 지금까지 여러 번 다이어트를 시도했지만 번번이 실패하더니 결국 불면증에 걸렸다.

그녀에게도 식이요법과 스트레칭 중심의 운동 요법, 메디컬 마사지, 명상이라는 정규 프로그램을 실천하게 했다. 운동 요법은 앞서 말한 공식을 적용해 최적 심박수를 도출해서 그것을 준수하도록 했다.

그 결과 A씨는 2개월 만에 체중을 20.4kg이나 줄이는 데 성공했다. 그리고 1년이 지났지만 요요 현상은 보이지 않았다. 퇴원 후에도 스트레칭과 명상을 습관화해서 꾸준히 실천했기 때문이다. 참고로 이 환자의 퇴원 전후 데이터를 비교해보자.

- 데이터 : 체중 71.8 → 51.4kg / 뇌파(α파) 21 → 53% / 지방률 37.7 → 30.2% / BMI 32.3 → 22.8kg/m^2 / 비만도 +47.0 → +3.8%

지금까지 우리 병원에서 실시하는 치료 요법이 실제로 얼마나 효과적인지 간략히 소개했다. 이 방법은 굳이 우리 병원에 오지 않아도 집에서도 충분히 실천할 수 있다. 4장에 그 방법을 그림으로 소개했으니 실제로 해보면 좋을 것이다.

운동이 몸에 좋다는 사실은 의사뿐 아니라 일반인도 잘 알고 있다. 다만 '적절한 운동'이 어느 수준인지 잘 모르기 때문에 고강도 운동을 해서 에너지를 소모하면 살이 잘 빠질 거라고 오해한다.

건강하게 살려면 근육이 있어야 한다는 사실도 일반인에게 잘 알려져 있다. 힘든 운동을 해야만 근육이 생긴다고 상식처럼 여겨져 왔다. 만약 이 생각이 옳다면 스트레칭이나 워킹으로는 아무런 효과가 없어야 한다. 하지만 최근 연구 결과에서 알 수 있듯이 이제까지의 상식은 잘못된 것이었다.

지방을 태우려면 앞에서 소개한 공식을 이용해 산출한 심박수를 기준으로 운동해야 한다. 즉, 나이가 들수록 가벼운 운동을 해야 몸에 지방이 축적되지 않는다.

그렇다면 근육을 붙이려면 어떻게 해야 할까? 몸에 근육을 붙이기 위해서는 자극을 주기만 하면 된다. 스트레칭으로 자극을 주면 그 근육의 기억이 뇌로 전달된다. 그러면 뇌는 이렇게 생각한다.

'오늘은 평소에 사용하지 않던 근육을 사용했네. 내일도 사용할지 모르니까 근육량을 좀 늘려야겠어.'

그러면 잠자고 있는 사이에 성장호르몬을 분비해 근육을 증가시키는 작업을 시작한다. 성장호르몬은 운동할 때가 아니라 잠을 잘 때 나온다. '아이는 잠자는 사이에 큰다'는 말도 이런 원리에서 생겨났다.

그런데 사용한 근육의 기억으로 근육이 늘어난다면 고강도 운동을 해도 된다는 말이기도 하다. 물론 고강도 운동을 해도 같은 일이 일어난다. 다만 고강도 운동을 하면 활성산소가 나오는 것이 문제이다. 젊을 때는 격렬한 운동을 해도 괜찮다. 25세 정도까지는 쓰러질 정도로 훈련을 해도 다음 날에는 아무 일도 없었다는 듯 회복된다. 이것은 활성산소의 해를 제거하는 항산화 효소가 많이 분비되어 유전자 손상을 막기 때문이다.

하지만 나이가 들수록 운동의 긍정적인 효과보다는 활성산소라는 부정적인 면이 더 크게 작용하므로 가능하면 활성산소가 나오지 않게 운동하는 편이 바람직하다. 특히 중년 이후에 무리한 운동을 하면 운동하지 않는 사람보다 더 빨리 노화한다.

체육 분야에 종사하는 사람이 인문 분야에서 일하는 사람보다

수명이 짧은 것은 무리한 운동의 폐해라고 할 수 있다. 다만 체육 분야에 종사하는 사람도 중년 이후에 가벼운 운동으로 바꾸면 평소 운동을 하지 않는 인문 분야의 사람보다 오래 산다. 이것은 근육을 적절하게 유지하느냐 아니냐의 차이에서 비롯된다.

3장

요약 정리

- 뇌내 엔도르핀은 근육량과 비례한다. 근육이 많은 사람일수록 뇌내 엔도르핀이 잘 나온다.
- 스트레칭은 활성산소를 만들지 않고도 근육을 붙일 수 있다. 스트레칭을 하면 성장호르몬이 나와서 근육을 증가시키기 때문이다.
- 스트레칭으로 근육을 붙이고, 워킹으로 지방을 연소하는 것이 가장 좋은 방법이다.
- 명상은 좌뇌를 진정시키고 우뇌의 목소리에 귀를 기울이게 해준다. 뇌생리학 관점에서 보면 명상은 뇌내 엔도르핀을 활발하게 분비하는 상태로 만드는 수단이다.
- 복식호흡을 하면 폐 밑에서 프로스타글란딘이라는 물질이 나온다. 이 물질은 활성산소를 없애고 혈관을 확장시킨다.
- 뇌내 엔도르핀을 분비하려면 다음 세 가지를 염두에 둔 식생활을 하자.

① 양질의 단백질을 섭취한다(쌀밥에 콩을 섞으면 가장 좋다).

② 혈관 막힘을 방지한다(고단백 · 저칼로리).

③ 활성산소를 중화한다(항산화 물질 섭취).

- 근육이 적당히 붙어 있으면 하루 섭취 칼로리의 60%는 앉아만 있어도 연소된다. 하지만 근육이 절반으로 줄어들면 30%밖에 연소되지 않는다. 나머지 30%가 전부 지방으로 바뀐다.
- 차원이 낮은 즐거움으로는 뇌내 엔도르핀의 세상에 들어갈 수 없다.
- 체중이 1kg 늘면 모세혈관이 100m 길어진다. 늘어난 혈관에도 혈액을 보내야 하므로 당연히 혈압이 상승한다.
- 지방을 효율적으로 연소하는 운동량은 '(220–나이)×0.7'이다. 이 심박수를 지켜서 운동할 때 지방이 가장 잘 연소된다.
- 젊은 사람은 고강도 운동을 해도 지방이 쉽게 연소되지만, 나이가 들면 가벼운 운동으로 지방을 연소해야 한다.

4장

뇌내 엔도르핀을 분비하는 실천법

무게를 느끼는 훈련으로 우뇌를 활성화하자 | 깨어 있으면서 잠든 상태를 만든다 | 욕조에서 하면 효과적인 복식호흡 | 스트레칭은 일석삼조 효과 | 워킹은 끝까지 쉬지 않고 한다 | 몸을 움직일 때 우뇌가 활성화된다 | 식생활의 3원칙을 충족하는 식단 | 세수하면서 할 수 있는 급소 마사지

뇌내 엔도르핀을 분비하는 실천법

무게를 느끼는 훈련으로 우뇌를 활성화하자

처음에 우리 병원은 전통적인 명상법에 따라 '머리를 비우도록' 지도했다. 하지만 그렇게 할 수 있는 사람이 별로 없었다. 원래부터 어려운 일이니 못하는 게 당연하지만, 머리를 비우지 못한다는 것에 스트레스를 받는 사람도 있었다. 그래서 누구나 쉽게 명상을 할 수 있는 수단으로 도입한 것이 자율훈련법이다.

자율훈련법은 상당히 오랜 역사를 갖고 있는데, 1932년 독일의 신경생리학자인 슐츠 박사가 고안한 훈련법이다. 우리 병원은 슐츠 박사가 고안한 방식을 약간 개량했지만 기본적인 내용은 같다. 이 훈련법은 스스로 하는 자기최면법으로서 잘만 하면 뇌내 엔도르핀이 활발하게 솟아나 자연치유력을 높일 수 있다. 특별한 도구가 필요 없고 질병 치료부터 스트레스 해소, 능력 개발에 이르기까지 폭넓게 활용할 수 있으므로 한번 익혀두면 매우 유용하게 쓸 수 있다.

서론은 이 정도로 하고 이제 구체적인 방법을 설명하겠다. 먼저 조용하고 차분한 장소에서 등받이가 있는 의자에 앉아 등을 쭉 펴고 두 다리는 어깨너비로 벌리며 자연스럽게 바닥과 수직이 되게 한다. 이때 온몸의 긴장을 풀어야 한다. 눈은 반쯤 감고 시선은 1m 정도 앞을 본다.

자율훈련법은 6단계까지 있으며, 준비 단계까지 포함하면 7단계로 이루어진다. 본래 자율훈련법은 각각의 단계를 명확하게 구별하며 실천해야 하지만, 우리 병원에서는 명상을 쉽게 하기 위해 이 훈련을 하므로 모든 단계를 실행하지 않고 2단계를 중심으로 하는 경우가 많다.

이 훈련법을 실천할 때는 한 단계에 너무 많은 시간을 들이지 않도록 하자. 자기암시에 걸린 듯하면 곧바로 다음 단계로 넘어가면 된다. 자율훈련법은 하루 두 번, 오후 휴식 시간과 잠자기 전에 하는 것이 가장 바람직하다.

(1) 준비 단계(안정화) : 여기서는 긴장을 푸는 것이 중요하다. 앞서 말한 자세로 의자에 앉아 혼잣말로 '기분이 매우 안정되어 있다'고 말한다. 마음속으로 말해도 되지만 자문자답하듯이 소리 내어 말하는 편이 훨씬 효과적이다.

(2) 1단계(무게를 느끼는 훈련) : 드디어 본격적인 훈련법에 들어간다. 무게를 느끼는 곳은 두 손과 발이다. 처음에는 손부터 시작해서 발로 무게감이 옮겨간다. 다음 순서대로 연습하면 좋다.

그림 15 자율훈련법

조용하고 안정된 장소에서 해야 한다. 등을 똑바로 펴고 두 다리는 어깨너비로 벌린 상태에서 바닥과 자연스럽게 수직이 되도록 한다.

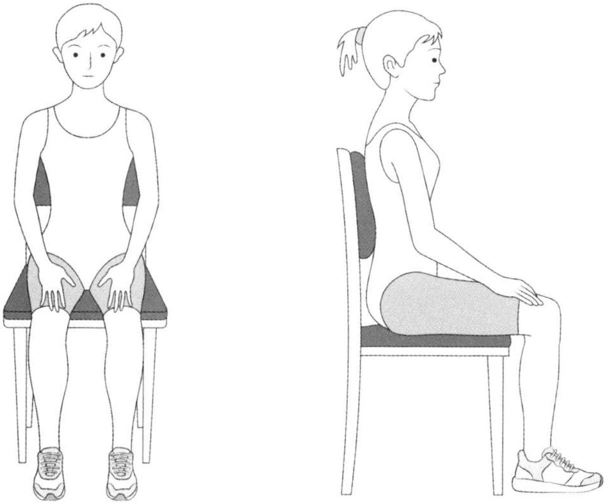

준비 단계(안정화) : '기분이 매우 안정되어 있다'
1단계(무게를 느끼는 훈련) : '두 손과 발이 무겁다'
2단계(온기를 느끼는 훈련) : '두 손과 발이 따뜻하다'
3단계(심장박동을 조절하는 훈련) : '심장이 조용히 규칙적으로 뛰고 있다'
4단계(호흡을 조절하는 훈련) : '호흡이 편안하다'
5단계(복부의 온기를 느끼는 훈련) : '배가 따뜻하다'
6단계(이마의 청량감을 느끼는 훈련) : '이마가 기분 좋게 시원하다'

마음이 안정되고 기분이 좋다고 암시하면서 각 단계의 말을 천천히 간격을 두고 되풀이한다.

오른손이 무겁다 → 왼손이 무겁다 → 오른발이 무겁다 → 왼발이 무겁다

'두 손과 발이 무겁다'고 말한다. '손과 발'이라는 말에 강세를 준다. 이때 절대로 서둘러서는 안 된다. 천천히 '무겁다, 무겁다'는 말을 하면 정말로 손과 발이 무거워진다. 자기최면에 걸리면 손발을 들어 올리려 해도 쉽게 들리지 않는다. 손을 드는 것이 귀찮아진다. 이 행위를 반복하면 몸에서 힘이 빠져나가는 기분이 든다. 그때는 잠든 상태도 아니고 깨어 있는 상태도 아니다. 반은 깨어 있고 반은 잠든 신비한 상태에 도달한다.

이 훈련법을 첫 번째로 하는 이유는 인간은 잠을 잘 때 몸의 무게를 느끼기 때문이다. 잠을 잘 때의 모습을 상상해보자. 잠든 사람의 손을 들어 올리면 마치 마비된 것처럼 툭 떨어진다. 사람은 깨어 있을 때는 에너지를 사용해 중력을 거스르는 자세를 취하지만, 잘 때는 그러지 않기 때문이다.

'죽은 듯이 잔다'는 말이 있는데 이것은 몸은 완전히 쉬고 있지만 뇌는 반쯤 깨어 있는 상태를 말한다. 이때 좌뇌는 얌전하고 우뇌가 활발하게 움직인다. 즉, 우뇌의 활동을 끌어내는 것이 1단계 훈련의 목적이다.

(3) 2단계(온기를 느끼는 훈련) : 1단계 훈련법과 같은 요령으로 이번에는 '두 손과 발이 따뜻하다'고 자신에게 되풀이해서 들려준다. 조용히 반복하면 정말로 두 손과 발이 따뜻해지는 것이 느껴진다. 이 훈련을 할 때는 따뜻한 물을 받아둔 욕조에 몸을 담근 자신의 모습을 상상하면 효과적이다.

왜 '따뜻해지는' 것이 좋을까? 몸이 따뜻해지면 혈액순환이 잘되어 몸 구석구석까지 산소와 영양이 공급되고 신진대사가 활발해진다. 또한 긴장이 풀려 편안해진 뇌에서 뇌내 엔도르핀이 분비되어 우뇌가 활성화된다.

(4) 3단계(심장박동을 조절하는 훈련) : 3단계는 자율신경을 자신의 의지로 조절하기 위한 훈련이다. 심장은 우리 의지와 상관없이 움직이지만 여기에 약간의 의지를 보태서 박동 수에 영향을 주려는 것이다.

'심장이 조용히 규칙적으로 뛰고 있다'고 말하면 실제로 심장이 그렇게 이상적인 상태로 움직인다. 이때 말하면서 동시에 심장이 뛰는 모습을 상상하면 쉽게 그 상태가 된다. 심장을 좋은 상태로 만드는 것이 목적이다.

(5) 4단계(호흡을 조절하는 훈련) : 자율신경은 원칙적으로 우리 의지로는 통제할 수 없다. 심장에 멈추라고 한다고 해서 심장이 멈추진 않는다. 하지만 '숨을 멈출 수'는 있다. 이 특성을 이용해 올바른 호흡법을 익히도록 하자.

호흡을 조절하는 훈련법을 통해 복식호흡의 전 단계 효과를 기대할 수도 있다. 복식호흡은 뇌내 엔도르핀을 분비하는 데 도움이 되는 호흡법이며, 혈관을 넓혀서 혈액의 흐름을 개선하는 호르몬 분비를 촉진시킨다.

(6) 5단계(복부의 온기를 느끼는 훈련) : 위와 간, 췌장 등과 같은 장기 기능을 정상화해서 긴장을 더욱 완화하는 것이 목적이다. 우리 병원에서는 '배가 따뜻하다'고 말하지만 다른 곳에서는 '장이 천천히 움직인다'고 말하기도 한다.

(7) 6단계(이마의 청량감을 느끼는 훈련) : 예로부터 '머리는 차게 하고 발은 덥게 해야 한다'는 말이 있듯이 얼굴과 머리를 시원하게 하는 것이 몸에 좋다. 앞머리 부분에 의식을 집중하고 '이마

가 기분 좋게 시원하다'고 혼잣말을 하면 이마 주변이 시원한 느낌을 받는다. 따뜻한 느낌이 들게 하는 훈련보다는 느낌을 덜 받을 수도 있지만 신경 쓰지 말고 반복해서 연습하자.

지금까지가 자율훈련법의 전 과정이다. 앞서 말했듯이 우리 병원은 다른 프로그램을 병행하므로 이 과정을 전부 할 필요는 없다. 이 방법으로 어깨 결림을 치료하고 싶다면 1, 2, 5단계를 하면서 '어깨가 편해진다, 편해진다'고 말하자. 그러면 어깨 결림이 차츰 사라진다. 자율훈련법에 익숙해지면 짧은 시간에도 그 상태에 도달할 수 있다. 참고로 나는 5초면 그 상태가 된다.

단, 주의해야 할 점이 있다. 최면 상태가 오래 지속되면 안 된다. 예전에 폐암 환자가 '손이 무겁다'라는 말을 10시간이나 계속하다가 정말로 손이 올라가지 않아 큰 소동이 벌어진 적이 있다. 본래 상태로 되돌아가는 데 3일이나 걸렸다.

또한 위궤양이 심한 사람은 5단계 훈련은 하지 않는 편이 좋다. 복부 조절 훈련을 하면 혈액량이 갑자기 늘어나므로 위궤양이 있는 사람이 이 훈련을 하면 복부에 출혈이 생길 수 있기 때문이다.

자율훈련법을 처음 시작하면 잘되지 않는 것이 보통이다. 이때 '왜 이러지?', '무조건 될 때까지 계속하자'고 생각하지 말자.

억지로 최면 상태에 빠지려 하면 뇌에서 투쟁 호르몬이 분비되어 역효과가 생기기 때문이다.

우리 몸에는 교감신경과 부교감신경이 있다. 교감신경이 작용할 때는 좌뇌 중심으로 몸이 긴장 상태에 있다. 잠에서 깨어나 활동하고 있는 동안은 거의 이 상태가 유지된다. 이런 상태에서 스트레스를 받으면 더욱 긴장해 투쟁 호르몬이 뿜어나온다. 투쟁 호르몬을 사그라들게 하는 것이 부교감신경이지만 하루 중 부교감신경이 활성화될 때는 잠잘 때뿐이다. 깨어 있는 동안에도 부교감신경이 우위인 상태를 만드는 것이 명상이며, 자율훈련법은 명상의 세계로 들어가는 입구를 만들어준다.

사람은 하루에 한 번은 잠을 잔다. 그렇게만 해도 몸과 마음을 쉬게 할 수 있다. 그렇다면 '굳이 깨어 있는 상태에서 명상을 할 필요가 있을까?'라고 생각할 수도 있다. 하지만 '굳이 깨어 있는 동안'이라는 말에는 큰 의미가 있다. 깨어 있는 동안 좌뇌와 우뇌가 원활하게 대화를 하고, 그로 인해 획기적인 발상을 할 수 있기 때문이다.

잠을 자면서 꾼 꿈에 나타난 내용은 눈을 뜨는 순간 잊어버리는 일이 다반사이다. 하지만 깨어 있을 때 떠오른 기발한 발상

그림 16 최면 상태에서 깨어나는 순서

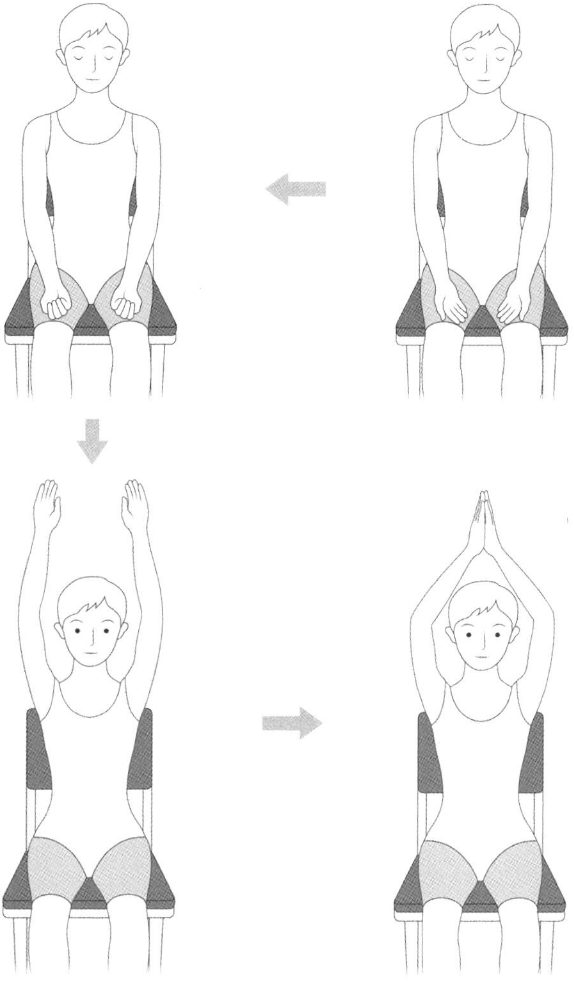

손을 꽉 움켜쥔다. 다시 한 번 손에 힘을 준다.
→ 눈을 뜬 다음 두 손을 머리 위로 올려 '짝' 하고 손뼉을 친다.

이나 힌트는 곧바로 좌뇌에 들어가 또렷하게 기억된다. 자율훈련법이 능력 개발에 도움이 되는 이유는 이런 효과를 기대할 수 있기 때문이다.

이 훈련을 할 때는 마무리도 중요하다. 일종의 최면 상태에 있으므로 중단해도 한동안 멍한 상태가 이어진다. 그러므로 눈을 뜨기 위해 〈그림 16〉을 참조해서 실천하자. 먼저 손을 꽉 움켜쥔다. 거기에 힘을 더 주어서 다시 움켜쥐고, 두 손을 머리 위에 올린 후 '짝' 하고 손뼉을 친다.

욕조에서 하면 효과적인 복식호흡

다음은 복식호흡에 관해 알아보겠다. 자세는 자율훈련법과 거의 같다. 의자에 편안하게 앉아 등을 쭉 펴고 어깨의 힘을 뺀다. 그리고 두 손의 엄지손가락과 약지로 각각 원을 만들어 자연스럽게 무릎 위에 올린다. 온몸의 긴장을 풀고 호흡이 편안해진다는 자기암시를 한다.

① 코로 숨을 천천히 들이마신다. 이때 배에 의식을 집중하고

숨을 들이쉬면서 아랫배가 불룩해지도록 한다. 숨쉬기가 힘들어지기 직전까지 최대한 숨을 들이마신 다음 '더 이상 안 되겠다' 하는 시점에서 일단 호흡을 멈춘다.

② 최대한 숨을 참았다가 입으로 조금씩 내쉰다. 이때 호흡을 내쉬면서 아랫배가 들어가도록 한다. 숨을 내쉬는 시간은 20초 정도가 적당하다. 완전히 숨을 내쉬면 마지막으로 항문에 힘을 주고 오므린다.

③ 코로 숨을 들이마시고 입으로 내쉰다. 숨을 들이마실 때는 아랫배를 불룩하게 내밀고 내쉴 때는 당기기를 반복한다. 호흡법을 실시할 때는 한 번 숨 쉴 때마다 몇 분 동안은 지속하는 것이 좋다. 매일 하는 것이 좋고, 가능하다면 하루에 3회가 가장 좋다. 3회가 힘들면 2회, 낮과 밤에 잠자리에 들기 전에 한다. 이때 너무 오래 할 필요는 없다.

복식호흡을 하면 폐 밑에서 뇌내 엔도르핀의 친척뻘인 프로스타글란딘이라는 물질이 나온다. 이 호르몬은 혈액순환을 개선하며 부정맥, 호흡기 질환, 심장병, 고혈압에도 효과적이다.

복식호흡을 할 때도 편안한 자세로 긴장을 풀고 하는 것이 요령이다. 서두르면 효과가 반감된다. 옛날 승려들은 모두 복식호흡을 했는데, 불상을 보면 모두 명치가 들어가 있는 것을 알 수 있다. 가로막(횡격막)이 내려가 있는 형태가 바로 복식호흡 자세이며, 가장 바람직한 모습이기도 하다.

숨을 들이마실 때 배를 내미는 행위는 보통 호흡만으로는 하기 어렵다. 하지만 이 호흡법을 여러 번 반복해서 익숙해지면 이제 자연스럽게 복식호흡을 할 수 있다. 호흡은 무의식적으로 하는 행위이므로 복식호흡을 한다고 해서 당장 큰 변화를 느끼기는 어렵다. 하지만 호흡법만으로 사람의 건강 상태뿐 아니라 도량에까지도 영향을 미친다고 하니 꾸준히 시도해볼 일이다.

혈압을 측정할 때 의사가 환자에게 "자, 숨을 깊이 들이마시고……, 천천히 내쉬세요"라며 심호흡을 시킬 때가 있다. 의사는 심호흡 하나로 혈압 수치를 10~20 정도는 쉽게 떨어뜨릴 수 있는데, 이 사실을 이미 경험으로 알고 있다. 다시 말해 우리 몸은 순식간에 호흡의 영향을 받는다.

엑스레이로 가로막의 움직임을 촬영하면 코로 들이마시고 입으로 내쉬는 호흡을 할 때 프로스타글란딘이 나오고 있음을 알 수 있다. 즉, 호흡법 훈련을 하는 사람은 일상적으로 프로스타글란딘이 원활하게 분비된다는 뜻이다.

흔히 우리는 "저 사람은 근성이 있어", "그릇이 크다", "저 사람은 참 소심해"라는 식으로 남을 평가한다. 우리는 그것을 성격이라고 생각하지만, 그것은 여러 물질 성분의 양에 따라서 나타나는 결과일 수도 있다.

똑같은 말을 들어도 화를 내는 사람이 있는가 하면 그렇지 않은 사람도 있다. 열이면 열 화를 낼 만한 말을 들었는데도 동요하지 않는 사람도 있다. 19세기 일본의 군인이자 정치가였던 사이고 다카모리(西鄕 隆盛)도 그릇이 큰 사람이었다고 한다. 그와 같은 사람은 무슨 일이든 의연하게 받아들이는 물질을 체내에 많이 갖고 있었을 것이다. 그래서 그렇게 의연할 수 있지 않았을까?

복식호흡은 욕조에 들어가서 하면 훨씬 효과적이다. 욕조에 물을 조금 채워 몸을 담근 다음 코로 숨을 들이마시고 배를 불룩하게 내밀면 욕조의 물이 조금 올라간다. 또 숨을 내쉬면서 배를 안으로 당기면 물이 약간 내려간다. 이것을 눈으로 직접 확인하면서 호흡을 해보자.

복식호흡을 할 때의 뇌파는 완전히 α파로 바뀐다. 이때 혈액검사를 해보면 뇌내 엔도르핀이 분비되었음을 알 수 있다. 이 말을 뒤집어서 생각해보면 복식호흡을 하면 쉽게 α파가 나온다는 말이다.

실제로 사람의 몸에는 어떤 병이든지 치유할 수 있는 모든 요소가 있다. 동양의학은 그 점에 착안해서 환자를 대한다. 어떤 생각을 갖고 자신을 훈련하면 그 요소들을 필요에 따라 끌어낼 수 있다. 그렇게 되면 종양의 크기도 자연스럽게 줄일 수 있다. 암을 완전히 치료하기는 어렵지만 암세포가 더 이상 커지지 않도록 막을 수는 있는 것이다. 이 훈련의 포인트가 바로 호흡법이다.

초보자가 복식호흡을 할 때는 한 번 실시할 때 10분 이내에 마쳐야 한다. 오래 해서 나쁠 것은 없지만 상당한 근육을 사용하기 때문에 평소 운동을 하지 않는 사람이 장시간 이 호흡법을 하면 다음 날 근육통이 발생할 수 있다. 통증을 느끼게 되면 복식호흡 자체에 부정적인 인상을 받을 수 있으므로 무리하지 않도록 하자. '괴롭다'거나 '힘들다'와 같이 부정적인 생각을 하게 되면 역효과가 나므로 그 전에 그만둔다.

스트레칭은 일석삼조 효과

지금부터 스트레칭을 하는 방법을 살펴보자. 스트레칭에는 '잡아당긴다'는 뜻이 있다. 스트레칭은 평소 사용하지 않는 근육을 누가 잡아당기듯이 쭉 펴주면서 근육에 자극을 주게 되고,

근육을 증가시키면서 뇌를 활성화해 뇌내 엔도르핀을 분비하는 효과를 거둘 수 있다. 지금까지 여러 번 이야기했지만 근육을 빠른 속도로 많이 사용하면 혈액의 흐름이 한쪽 방향으로 쏠려 온몸에 골고루 퍼지지 않으니 주의한다.

운동은 칼슘 섭취와 더불어 골다공증을 예방하는 방법으로 꼽히기도 한다. 하지만 근육을 격렬하게 움직이는 운동을 하면 피가 뼛속까지 들어가지 못한다. 다시 말해 칼슘도 잘 흡수되지 않는다. 반면 몸을 천천히 움직이는 운동을 하면 혈액이 순조롭게 구석구석 흘러간다. 그러니 가벼운 운동을 하는 편이 좋다.

뼛속에 피가 흘러 들어가는 상황은 빠르게 빙글빙글 돌고 있는 회전문에 비유할 수 있다. 회전문이 너무 빨리 돌아가면 안으로 들어가기 어렵다. 좀 묵직한 회전문이 우리가 걷는 속도에 맞춰서 천천히 돌고 있어야 회전문 안으로 들어갈 수 있다.

오랫동안 문을 사용하지 않았다면 녹이 슬어서 힘껏 밀어도 꿈쩍도 하지 않을 수 있다. 스트레칭은 평소 사용하지 않는 근육을 잡아당겨서 펴주는 행위이므로 문에 슬어 있는 녹을 닦아내고 언제든지 필요할 때 쉽게 안으로 들어갈 수 있게 해준다.

실제로 골밀도를 측정해보면 운동을 하는 사람의 뼈 밀도가 그렇지 않은 사람보다 높다. 그리고 고강도 운동보다는 스트레칭을 하는 사람의 뼈 밀도가 훨씬 높다. 골다공증 예방에 스트레칭이 상당히 효과적임을 알 수 있다.

또 하나 스트레칭의 장점은 활성산소를 분비하지 않고 근육을 만든다는 점이다. 게다가 스트레칭을 하면 뇌내 엔도르핀과 성장호르몬이 나오며 지방도 연소된다. 스트레칭 하나로 일석이조, 아니 일석삼조의 효과를 얻을 수 있다.

예를 들어, 무거운 역기를 들어 올려서 근육을 단련시키려면 파워 트레이닝을 해야 한다. 이때 독성이 강한 활성산소가 분비되는 것을 각오해야 한다. 이 활성산소가 지방과 결합하면 과산화지질이라는 노화물질을 생성한다. 이것은 온갖 생활습관병을 유발하므로 생활습관병에 걸릴 수 있는 나이가 되면 고강도 운동은 다시 한 번 생각해봐야 한다.

스트레칭을 하는 방법은 〈그림 17〉을 참조하자. 모두 여덟 가지로 구성되는데 이 운동을 전부 하지 않아도 괜찮다. 자신이 할 수 있는 것부터 하나씩 실천하고 점점 수를 늘리면 된다. 문제는 매일 지속하는 것이다. 수면과 식사를 몰아서 할 수 없듯이 운동도 몰아서 할 수 없다. 매일 꾸준히 하기 바란다.

다음은 여덟 가지 운동에 대해 설명한 내용이다.

① 양손으로 깍지를 끼고 어깨를 쭉 펴는 느낌으로 최대한 머리 위로 뻗는다. 몸이 천장으로 빨려 올라간다고 상상하자. 이런 방법으로 어깨를 쭉 펴면 모든 근육이 위로 당겨져서 온몸의 근육이 늘어난다.

마음은 느긋하게 하지만 몸의 긴장을 유지하면서 의식을 위로 상승시키면 양 옆구리와 가슴에서 가벼운 통증이 느껴진다. 이것은 효과가 있다는 증거이다. '기분 좋은 통증'을 느낄 때까지 쭉 펴주었다가 아프지 않은 정도에서 끝낸다.

② 등 뒤에서 양손을 깍지 끼고 천천히 위로 끌어올린다. 이렇게 하면 가슴 근육과 등 근육이 당겨진다. 앞으로 상반신을 구부리지 않도록 등을 쭉 편 자세를 유지한다.

③ 앉아서 그림과 같이 양쪽 발바닥을 붙이고 손으로 발을 잡아 몸을 지탱한다. 처음에는 몸이 뒤로 젖혀지는 느낌이 든다. 그 상태에서 상반신을 앞으로 구부린다. 조금 아픈 정도까지 천천히 구부려야 한다. 통증이 심하면 즉시 그만둔다.

④ 옆으로 누워 한쪽 손은 머리를 받치고 다른 손으로 발목을 잡는다. 손으로 발바닥을 엉덩이 쪽으로 끌어당기면 넓적다리에서 배까지 근육이 당겨지고 등줄기가 펴진다. 넓적다리 근육에서 배 근육까지 잡아당긴 상태에서 발을 끌어당기는 손에 힘을

세게 주면 등 근육까지 쭉 펴진다.

⑤ 위를 보고 누워서 몸을 쭉 펴고 한쪽 다리를 양손으로 끌어안듯이 해서 몸쪽으로 가져간다. 이때 목은 곧게 세운다. 끌어당긴 무릎을 얼굴에 대듯이 안쪽으로 끌어안으면서 머리를 들어올린다. 다른 쪽 발도 똑같은 방법으로 한다.

⑥ 몸의 축을 비트는 스트레칭이다. 한쪽 발은 쭉 펴고 다른 쪽 발은 구부려 교차시킨다. 이때 구부린 발의 반대쪽으로 최대한 몸과 머리를 비틀어야 한다. 그러면 등과 발의 바깥쪽 근육이 펴진다.

⑦ 고양이가 등을 펴듯이 두 손을 바닥에 대고 등을 위로 들어올린다. 그러면 등 근육이 펴진다.

⑧ 100m 달리기를 할 때의 출발 자세를 취한다. 즉, 한쪽 다리를 뒤로 쭉 뻗고 상반신은 최대한 앞으로 내민다. 아킬레스건과 등 근육이 펴진다.

그림 17 스트레칭

1

양손으로 깍지를 끼고 어깨를 쭉 펴는 느낌으로 최대한 머리 위로 뻗는다. 몸이 천장으로 빨려 올라가는 느낌으로 발끝까지 전신의 근육을 펴준다.

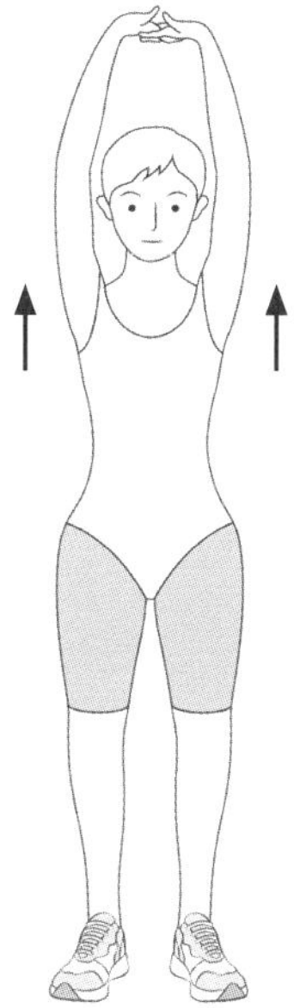

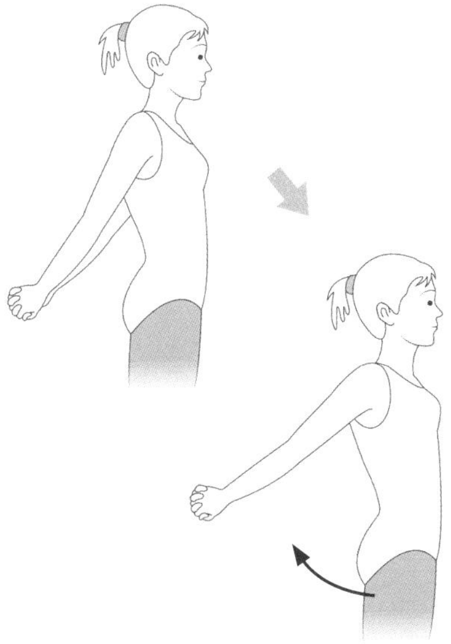

2

등 뒤에서 양손을 깍지 끼고 천천히 위로 끌어올린다. 상반신은 앞으로 구부리지 않게 하고 뒤로 깍지 낀 손을 들어 올리면 등 근육과 가슴 근육이 펴진다.

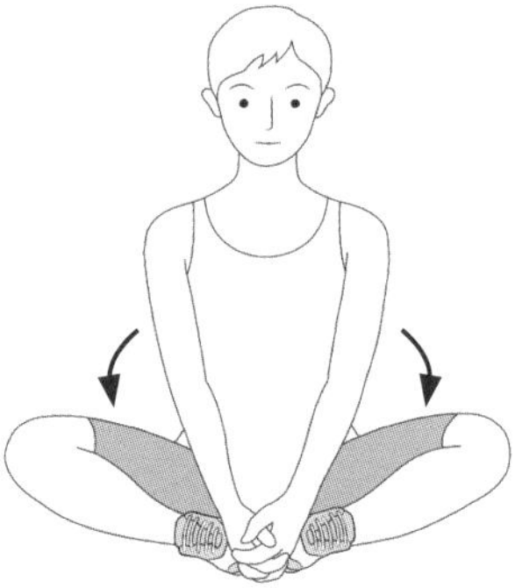

3

양 넓적다리를 벌리고 앉아 발바닥을 붙이고 손으로 발을 잡아 몸을 지탱한다. 우선 발을 몸쪽으로 끌어당기듯이 하면서 등을 뒤로 젖힌다. 그 상태에서 상반신을 앞으로 구부린다. 발바닥을 붙이고 상반신을 뒤로 젖힘으로써 등 근육이 펴지고, 머리를 발 가까이 대면 넓적다리 바깥쪽 근육이 펴진다.

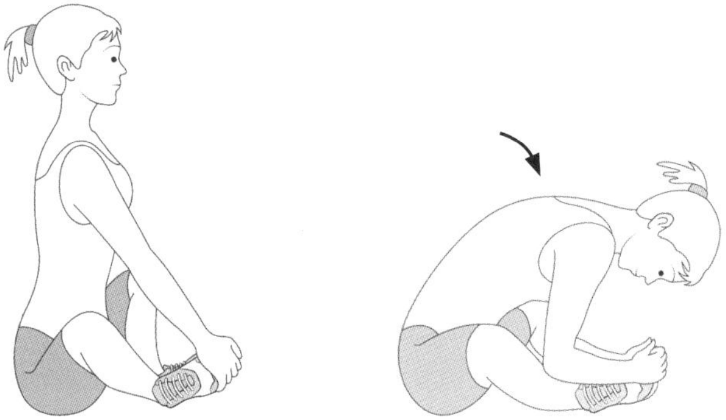

4

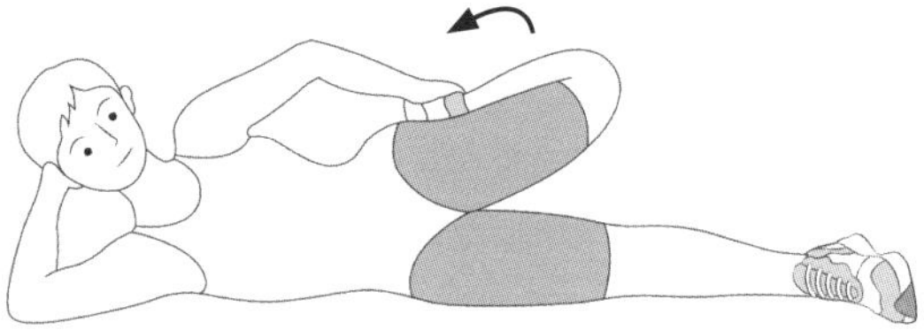

옆으로 누워 한쪽 손은 머리를 받치고 다른 손으로 발목을 잡는다. 손으로 발바닥을 엉덩이 쪽으로 끌어당기면 넓적다리에서 배까지 근육이 당겨지고 등줄기가 펴진다.

5

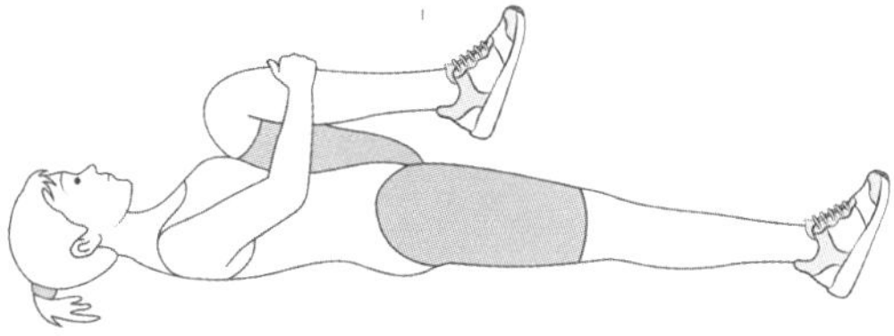

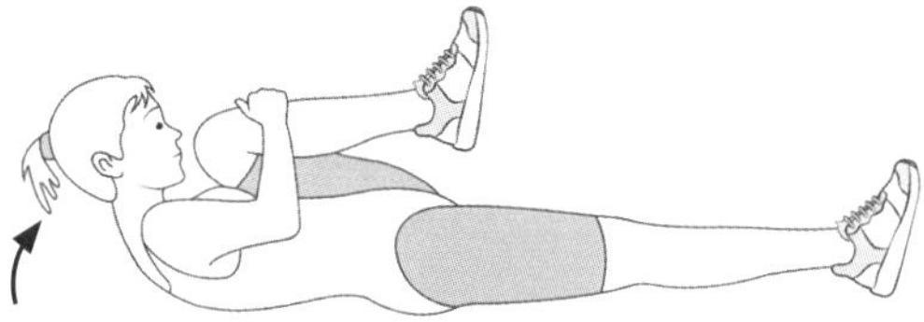

위를 보고 누워서 몸을 쭉 펴고 한쪽 다리를 양손으로 끌어안듯이 잡는다. 같은 방식으로 다른 쪽 발도 당겨준다. 배 근육이 펴지고 머리를 들어 올림으로써 등 근육도 펴진다.

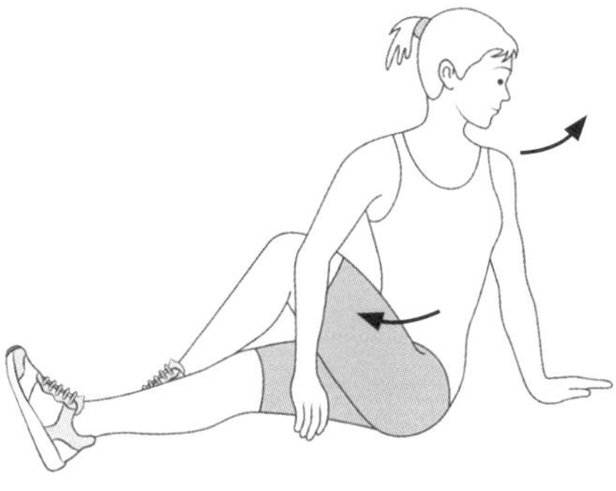

6

한쪽 발은 쭉 펴고 앉고, 다른 쪽 발을 구부려 교차시킨다. 구부린 발의 반대쪽으로 몸과 머리를 비튼다. 등 근육과 발의 바깥쪽 근육이 펴진다.

7

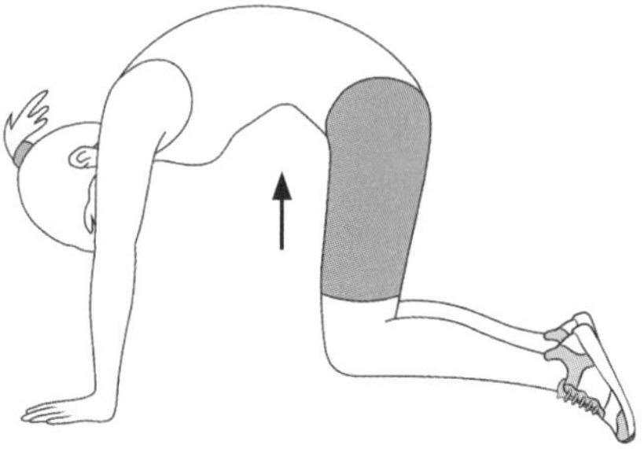

양 손바닥과 무릎을 바닥에 대고 구부린다. 고양이가 등을 펴듯이 등을 천장을 향해 들어 올린다는 느낌으로 위로 올린다. 그러면 등 근육이 펴진다.

8

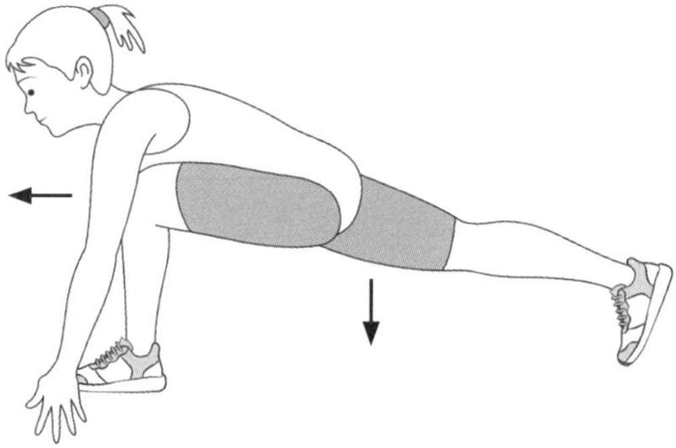

100m 달리기를 할 때의 출발 자세처럼 한쪽 다리를 뒤로 쭉 뻗는다. 뒤쪽의 발목을 펴주면서 상반신을 앞으로 내민다. 아킬레스건과 등 근육이 펴진다.

지금까지 스트레칭을 하는 방법에 대해 알아보았는데 특히 다음에 유의하자.

① 무리하지 말고 자신의 유연성에 맞춰서 한다.
② 강한 반동을 주지 않고 부드럽게 한다.
③ 평소 호흡을 유지한다(거칠게 숨 쉬지 않는다).
④ 기분 좋은 통증을 느끼는 정도에서 그만둔다. 심한 통증을 참으면서 하지 않는다.
⑤ 근육을 펴는 동작은 20~30초 동안 한다.

이렇게 하면 몸이 유연해지고 온몸의 혈액순환이 잘되므로 아침에 상쾌한 기분으로 일어날 수 있고 변비 예방 효과도 있다. 머리와 몸이 가볍고 개운한 느낌이 들어서 몸과 마음에 피로가 쌓이지 않는다. 매일 목욕을 마치고 15분 전후로 실천해보자.

우리 병원에서 트레이닝을 할 때는 가장 먼저 이 체조로 시작한다. 스트레칭을 한 다음에는 워킹머신에 올라간다. 스트레칭으로 먼저 몸을 풀어주고 워킹을 해서 지방을 연소하는 것이다. 그리고 샤워 후 가벼워진 몸으로 메디컬 마사지를 약 30분 하고, 완전히 기분이 좋아진 상태로 명상실에 들어간다. 여기서 자율훈련법이나 복식호흡을 하고 좋은 음악을 듣거나 자기가 좋아하는 일을 상상하게 한다. 이런 치료를 매일 반복한다.

일반 병원에 입원하면 환자는 침대에 누워서 링거를 꽂아 꼼짝하지 못하는 상태에 놓인다. 물론 그렇게 치료해야 하는 환자도 있지만 병원은 그럴 필요가 없는 사람에게도 당연하다는 듯이 환자 취급을 한다. 그것은 병을 치료하는 것이 아니라 병자를 만드는 것이나 다름없다.

워킹은 끝까지 쉬지 않고 한다

이제 워킹에 대해 살펴보자. 워킹은 우리 병원의 치료 프로그램 중에서도 아주 중요한 위치를 차지한다. 워킹만으로 세 가지 효과를 얻을 수 있기 때문이다. 첫째는 지방을 연소하고, 둘째는 근육을 만들며, 셋째는 명상 효과가 있다.

병원에서 워킹머신을 사용하는 이유는 실외에 걸어 다닐 만한 환경이 갖춰져 있지 않기 때문이다. 통원 치료를 받는 환자에게는 걷는 방법을 알려주고 자신이 원하는 코스를 걷도록 권한다.

우리 병원의 워킹법은 걷는 방법에 특징이 있다. 〈그림 18〉에

그림 18 스트레칭 보행

보폭을 넓게 잡고 발뒤꿈치부터 내딛는다. 무릎을 구부리지 말고 경보하듯이 걷는다. 그러면 발 뒤쪽의 근육이 펴진다. 앞으로 내디딜 때는 발끝으로 바닥을 차는 느낌으로 발을 뻗는다. 그러면 발 앞쪽의 근육이 펴진다.

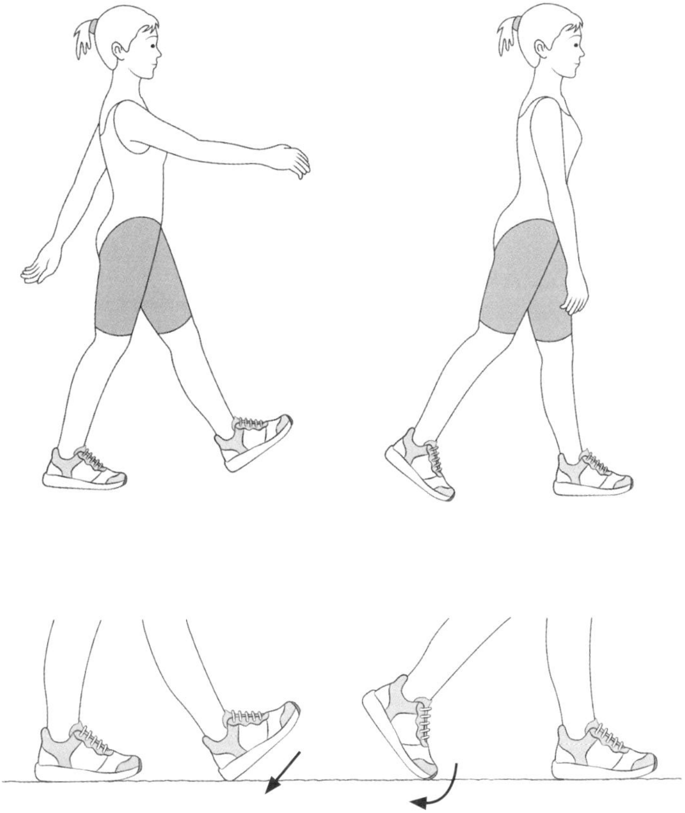

서 보듯이 발뒤꿈치부터 내딛는 식으로 걷는다. 무릎을 구부리지 않고 걸으면서 앞으로 내민 발을 착지할 때는 발뒤꿈치부터 확실하게 착지한다. 다른 쪽 발을 내디딜 때는 발끝으로 지면을 강하게 찬다. 나는 이것을 '피노키오 걸음'이라고 부른다. 마치 나무인형 피노키오처럼 뻣뻣한 자세로 걷는 듯이 보이기 때문이다.

이런 식으로 걸으면 착지할 때 무릎 뒤쪽 근육이 펴지고, 앞으로 내딛는 발은 발끝으로 지면을 차기 때문에 넓적다리와 발의 앞쪽 근육이 펴진다. 근육이 펴지면 뇌의 신경이 자극을 받는다. 처음에는 발 근육이 상당히 어색하고 힘이 들어가지만 스트레칭 효과도 있으며 차츰 근육도 붙는다. 익숙해지면 자연스럽게 걸을 수 있다.

그런데 보통 신발을 신고 이렇게 걸으면 상당히 피곤해진다. 값이 나가더라도 워킹 슈즈를 신고 걷는 편이 바람직하다. 나는 아무리 늦은 시간이어도 반드시 집에 돌아가서 평소에 신는 신발이 아닌 워킹 슈즈로 갈아 신은 뒤에 걷는다. 신발은 발끝과 발뒤꿈치가 비스듬하게 되어 있는 디자인을 선택해야 무릎을 펴고 걷다가 발뒤꿈치부터 착지하기 편하다.

건강을 위해 건강식품을 구입하고 피트니스 센터에 다니는 사람은 많지만 신발까지 신경 쓰는 사람은 그리 많지 않다. 보통은 신발장에 있는 신발들 중 하나를 대충 꺼내서 신는다. 하지만 신발은 건강에 중요한 영향을 미친다. 요즘 젊은 여성들의 건강이 좋지 않은 것은 몸에 맞지 않는 신발, 앞으로 급격히 경사가 져서 부자연스럽게 걸어야 하는 굽 높은 신발을 즐겨 신는 것에도 그 원인이 있다.

걷는 것은 중요하지만 부적합한 신발을 신고 걸으면 오히려 건강을 해친다. 이름난 장인이 좋은 물건을 만들기 위해 좋은 도구를 골라서 쓰듯이 올바른 걷기를 하려면 그에 맞는 신발을 신어야 한다.

다음은 걷는 방법이다. 워킹의 최대 목적은 지방을 연소하는 것이라고 이미 앞에서 여러 차례 언급한 바 있다. 이때 효율적으로 지방을 연소하려면 올바른 방법으로 걸어야 한다. 첫째, 걷기 시작하면 어느 정도 시간이 경과할 때까지 멈추지 말고 계속 걸어야 한다. 이것은 반드시 지켜야 할 사항이다.

가끔 반려견을 데리고 산책 삼아 걷는 사람이 있는데 그 자체로는 아무 문제가 없다. 하지만 개를 데리고 산책을 하다 보면 개가 오줌을 누거나 풀 냄새를 맡기 위해 멈추는 일이 다반사이다. 이때 개가 멈춘다고 해서 주인도 같이 걸음을 멈춰서는 안 된다. 어쩔 수 없이 멈춰야 할 때는 그 자리에서 제자리걸음이라도 해야 한다. 워킹을 하다가 횡단보도 앞에서 신호가 바뀌기를 기다려야 할 때도 마찬가지다. 제자리걸음을 할 때도 가능하면 빠른 걸음으로 걸을 때와 같은 속도를 유지하자.

피노키오 걸음으로 15분을 걸었다 해도 개가 멈춰서 주인도 따라서 2, 3분 멈춰 서는 순간 그때까지 걸었던 노력은 모두 물거품이 된다. 걸음을 멈춰 섰을 때 우리 몸에서는 에너지의 근원인 글리코겐이 분해되어 혈당을 높이기 때문이다. 즉, 걸으면 혈당치가 내려가지만 멈춰서는 순간 혈당치가 본래 상태로 돌아간다.

그런데 그게 왜 문제가 될까? 혈당이 원상태로 돌아가면 지방을 연소하지 못한다. 혈당이 낮아져야 지방이 연소되기 때문이다. 혈당은 사람마다 다르지만 기준치가 있다. 예를 들어, 어떤 사람이 밥을 먹은 뒤 혈당치가 170~180으로 올라간다고 하면 120 이하로 떨어져야 지방이 연소된다.

인간의 뇌에는 몇백만 년 동안 축적된 생존의 지혜가 담겨 있다. 특히 식사는 생명의 근원이므로 음식에 관한 다양한 지혜가 뇌세포에 새겨져 있고, 그 정보에 따라 몸은 생존에 필요한 시스템을 갖춘다.

그중에는 식량이 부족할 때를 대비한 매우 정교한 시스템도 작용한다. 지방이라는 형태로 에너지를 비축하는 것도 이에 해당한다. 다시 말해 혈당이 일정 수준에 도달하면 영양분을 소비하지 않고 체내에 비축하려는 메커니즘이 작용한다. 그래서 모두 지방으로 바뀌는 것이다. 워킹을 하다가 멈춰 서면 몸에서 이와 같은 기능이 작동하기 시작해 더 이상 지방이 연소되지 않는다.

몸을 움직일 때 우뇌가 활성화된다

피노키오 걸음을 완전히 습득하려면 3개월 정도 걸린다. 3개월 뒤에는 일부러 신경 쓰지 않아도 피노키오 걸음으로 걸을 수 있다. 근육은 제2의 심장이므로 이렇게 걸으면서 근육을 사용하면 심장의 부담을 상당히 줄일 수 있다. 그래서 걷고 나면 혈압이 뚝 떨어지는 것이다. 어떤 사람이든 10~20 정도는 금방 떨어지는데 아무래도 혈압이 높은 사람의 변동 폭이 크다. 이 내용은 이미 3장에서 설명한 바 있다.

걷는 시간은 병치레가 잦은 사람이나 그동안 운동을 하지 않았던 사람의 경우 처음에는 10분 정도가 적당하다. 워킹에 적응되면 30분 정도로 시간을 늘린다. 여러 번 언급했지만 의무감에 사로잡혀서 또는 억지로 워킹하는 일은 피해야 한다.

피노키오 걸음에 익숙해지면 1만 보 이상 걸어도 전혀 피곤하지 않다. 1만 보를 걸으려면 대략 한 시간 이상 걸리지만 마치 에스컬레이터를 타고 있는 것처럼 기분 좋게 걸을 수 있다.

생활습관병인 사람이 운동을 하면 위험하다고 생각하는 이유는 심장에 부담을 주고 혈압을 상승시키기 때문이다. 운동을 하면 숨이 차기 마련인데, 그러지 않아도 튼튼하지 않은 심장을 혹사하다니 말도 안 된다고 생각하는 것이다. 이것은 운동을 과격한 행위라고 속단하기 때문이다.

물론 운동을 할 때는 혈압이 상승하지만 운동을 마치면 다시 떨어진다. 일시적으로 떨어진 혈압은 다음 날이 되면 다시 상승한다. 그래서 '운동을 해도 좋아지는 게 없네'라고 생각하고 그만두는 사람이 많은데 다음 날, 또 다음 날에도 꾸준히 워킹을 하면 혈압은 점차 떨어진다.

혈압약을 복용해서 혈압을 떨어뜨릴 수도 있다. 하지만 그렇게 하면 반드시 콜레스테롤 수치가 올라간다. 콜레스테롤은 동맥경화를 초래한다. 아직 치료할 수 있는 수준이고 운동을 할 수 있는 사람에게 운동을 금지하고 약을 복용시키면서 굳이 동맥경화에 걸릴 가능성을 키울 필요가 있을까?

환자들 중에는 '운동하고 싶지 않다'는 사람도 있다. 그런 환자에게는 '걷는 것이 몸에 얼마나 좋은지' 끈기 있게 설명한다. 인간은 너무 가까이 있거나 손쉽게 얻어지는 것, 고생하지 않고 얻는 대가에는 특별한 가치를 부여하지 않는 경향이 있다. 걷는 행위가 바로 그렇다.

우리는 걸을 수 있다는 사실에 감사해야 한다. 하지만 산소의 고마움을 모르듯 걷는 것에 대해서도 고마움을 느끼지 못한다. 건강을 잃은 후에야 그 가치를 깨닫는 사람이 얼마나 많은가! 나는 "그렇게 되면 이미 늦습니다"라고 말한다. 환자를 올바르게 이해시키는 것도 중요한 의료 행위이다.

워킹을 할 때는 시작하기 전의 준비 운동(워밍업)과 마친 뒤의 마무리 운동(쿨다운)이 무척 중요하다. 시작하고 처음 5분 동안은 천천히 조심스럽게 걷다가 서서히 속도를 내야 한다. 사람이 보통 걷는 속도는 1분에 80m인데 처음 걷기 시작할 때는 1분에 50m 정도로 걷자. 몸이 풀리면 1분에 100m 속도로 걷다가 걷기를 마치기 5분 전에는 다시 느긋하게 걷는다. 30분 동안 워킹을 한다면 처음과 마지막 5분 동안은 천천히 걷고, 나머지 20분은 빠른 속도로 보폭을 넓혀서 걸으면 된다.

마지막으로 워킹에서 가장 기본이 되는 사항이 있다. 절대 부정적인 기분이 되지 않게 하는 것이다. 즐거운 일, 좋아하는 일을 생각하는 것이 가장 좋지만 늘 그렇게 하기는 쉽지 않다. 어떤 날은 큰 고민거리가 있을 수도 있다. 그러면 머리에서 아무리 고민을 떨쳐버리려고 해도 그 일이 자꾸 떠오르게 마련이다. 생각 자체를 없앨 수는 없겠지만 같은 일도 플러스 발상으로 생각하도록 노력할 수는 있을 것이다. 일단 그렇게 시도해보자.

나는 워킹을 하면서 당면한 문제를 해결하는 방법이나 새로운 계획을 구상한다. 그래서 항상 메모 도구를 준비한다. 걸으면서 생각하다 보면 종종 아이디어가 머리를 스치는데 그러면 바로 메모지에 적는다. 당시에는 단편적이고 정리되지 않은 내용이어도 꼬박꼬박 기록해서 보관해놓으면 언젠가 그것이 훌륭한 아이디어가 된다. 내가 새로운 일을 결심하고 참신한 발상을 하는 것은 거의 워킹 중에 이루어졌다고 해도 과언이 아니다.

철학자 칸트도 산책을 즐겼다고 한다. 매일 같은 시각에 같은 코스를 같은 속도로 걸었으므로 그가 지나가는 모습을 보고 시간을 알 수 있었다는 이야기는 유명하다. 그의 깊은 성찰은 상당 부분 산책 중에 이루어졌음을 쉽게 짐작할 수 있다. 베토벤도 산책을 하면서 악상을 떠올렸다고 한다. 가만히 있기보다는 몸을 움직일 때 우뇌가 활발하게 활동한다는 사실을 알 수 있다.

식생활의 3원칙을 충족하는 식단

〈그림 19〉를 보면 알 수 있듯이 β 엔도르핀은 31종의 아미노산으로 구성된다. 이것은 뇌내 엔도르핀 중 가장 강력한 호르몬이다. 엔케팔린은 그보다는 단순하지만 역시 여러 종의 아미노산으로 이루어진다. 뇌내 엔도르핀을 충분히 만들려면 그 원료인 아미노산을 반드시 섭취해야 한다.

아미노산은 체내에서 만들 수 있는 물질과 그렇지 않은 물질이 있다. 체내에서 만들 수 없는 물질을 필수 아미노산이라고 하며 이것은 음식을 통해서만 섭취할 수 있다. 만약 섭취를 게을리

그림 19 뇌내 엔도르핀과 아미노산

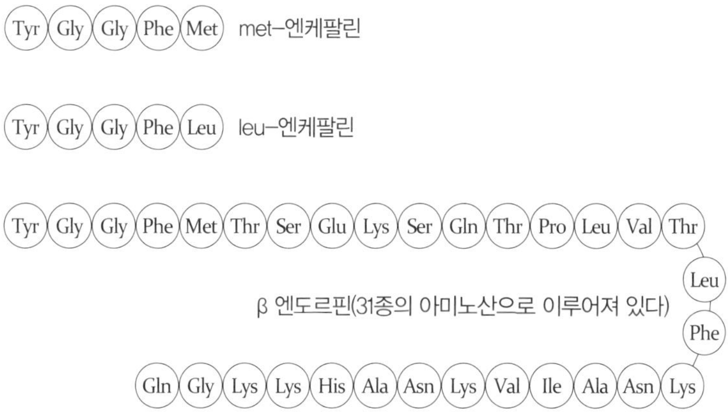

하면 뇌내 엔도르핀의 원료가 부족해진다.

음식을 먹는 것은 본래 대단히 큰 기쁨이지만 극단적으로 체중 감량을 해서 오랫동안 단백질이 부족하면 식사를 할 때 즐거움을 느끼지 못한다. 거식증이 그 예이다. 이것은 뇌내 엔도르핀의 원료가 부족해서 생기는 병이다.

반대로 '인생에서 전혀 즐거움을 찾을 수 없다'고 생각된다면 돈이 없거나 일이 잘 풀리지 않아서가 아니라 나쁜 식생활로 인해 뇌내 엔도르핀의 원료가 부족해서 그럴 수도 있다. 일단은 그렇게 의심해보자. 인생을 즐겁게 살기 위해서는 평소의 식생활을 점검하는 행위도 무척 중요하기 때문이다.

동양에는 '의식동원(醫食同源)'이라고 해서 '밥이 보약'이라는 생각이 있다. 이것은 음식을 먹어서 병을 치료한다기보다는 '잘 먹어서 몸을 보양한다'는 생각이다. 사실 현대인의 식생활은 '밥이 곧 보약'이라는 생각을 실천하기 어려운 상황이지만, 방법을 잘 연구하면 얼마든지 이 생각을 실천할 수 있다.

이제 이 생각을 실천하는 데 참고가 될 만한 식단을 소개하겠다. 바로 우리 병원에서 환자에게 제공하는 식단이다. 반드시 이와 똑같이 할 필요는 없지만 식생활의 3원칙(① 고단백 · 저칼로리, ② 혈관 막힘 방지, ③ 활성산소 중화)을 충족하는 식단을 짠다.

뇌내 엔도르핀을 분비해주는 식단(봄·여름·가을·겨울)

봄(3~5월)

아침 달걀죽(달걀, 팽이버섯, 송이버섯, 파드득나물, 조개, 쌀밥)

셀러리볶음

고사리나물

과일 한 접시(딸기, 포도)

점심 볶음우동(돼지고기, 양배추, 완두콩, 마늘, 양파, 구운 김, 우동)

순무와 미역 초무침

부추와 목이버섯을 넣은 국

저녁 완두콩밥

바지락된장국

가다랑어회

새조개와 미역, 땅두릅 초무침

다시마 콩조림

봄의 식재료

산나물 - 고사리, 고비, 머위 새순, 땅두릅, 죽순, 원추리, 쑥

약용 - 미나리, 파드득나물, 산초, 큰 산파, 셀러리

뿌리채소 - 감자, 양파, 순무, 마늘

콩류 - 완두콩, 누에콩, 강낭콩

잎채소 - 양배추, 셀룻

여름(6~8월)

아침 치즈 토스트

양상추, 오이, 토마토 샐러드

콩 스프

우유(콩가루와 꿀을 가미)

과일(오렌지, 키위)

점심 도미 소면

채소 튀김(가지, 고추, 차조기, 아스파라거스)

저녁 쌀밥

모시조개 맑은장국

오크라를 넣은 낫토

가자미조림

다진 고기와 간장, 전분을 넣은 호박조림

여름의 식재료

약용 - 양하, 묵은 생강, 햇생강

채소 - 차조기, 녹미채, 옥수수, 물냉이, 양상추, 아욱, 고추, 아스파라거스, 토마토, 피망, 가지, 오이, 월과(멜론의 재배 품종), 동아, 풋콩, 호박

가을(9~11월)

아침 쌀밥

두부와 미역 된장국

간무를 얹은 낫토

우엉볶음(당근, 우엉, 참깨)

구운 김

온천달걀(증기로 쪄서 노른자는 날 것, 흰자는 반 응고 상태의 반숙 달걀 - 옮긴이)

점심 우동(돼지고기, 당근, 표고버섯, 파, 우동)

녹말가루로 튀긴 참마

저녁 쌀밥

꽁치튀김

고구마조림

버섯과 푸른 채소 볶음

식용 국화 꽃잎을 초에 무친 요리

송이버섯국

가을의 식재료

뿌리채소 - 고구마, 참마, 당근, 우엉, 토란

잎채소 - 번행초(갯상추), 국화

겨울(12~2월)

아침 유바죽

시금치무침

연근볶음

점심 볶음밥(돼지고기, 양상추, 달걀)

콜리플라워와 우유를 넣은 수프

저녁 쌀밥

두부 탕요리(두부, 대구, 쑥갓, 파, 당근, 다시마)

녹미채조림

배추 겉절이

실파 초된장무침(실파, 오이, 오징어)

겨울의 식재료

뿌리채소 - 토란, 수란 뿌리, 연근, 쇠귀나물, 무

잎채소 - 시금치, 배추, 파, 실파, 콜리플라워, 쑥갓, 소송채, 양배추

위의 재료를 중심으로 조리해서 먹으면 고단백·저칼로리 식생활을 할 수 있고, 몸에 해로운 활성산소를 억제하며 뇌내 엔도르핀의 원료를 충분히 공급할 수 있다.

세수하면서 할 수 있는 급소 마사지

이제 얼굴 마사지 방법을 알아보자. 나는 하루에 얼굴을 열 번 넘게 씻는다. 결벽증이어서가 아니라 얼굴을 씻으면서 급소를 누르기 위해서이다. 물론 시간 여유가 있다면 거울을 보면서 얼굴의 급소 마사지를 하는 편이 더 효과적이다. 지금부터 여성에게는 미용 효과가 있고 남성에게는 젊음을 되찾아주는 마사지 법을 소개하겠다.

얼굴 마사지 방법은 무척 간단하다. 〈그림 20〉과 같이 급소를

그림 20 얼굴 급소 마사지

검지에 중지를 겹치고 힘을 주어 누른다. 1, 2, 3, 1, 2, 3……을 반복하면서 세 번 누르고, 열 번째에는 10초 정도 꾹 누른다. 아침, 점심, 저녁으로 하루 세 번 하면 효과가 나타난다.

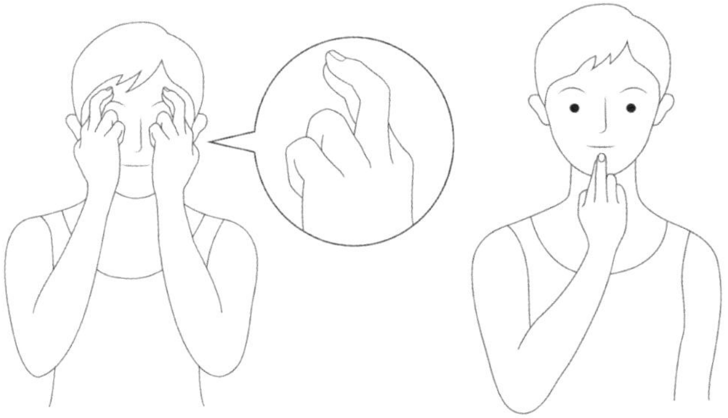

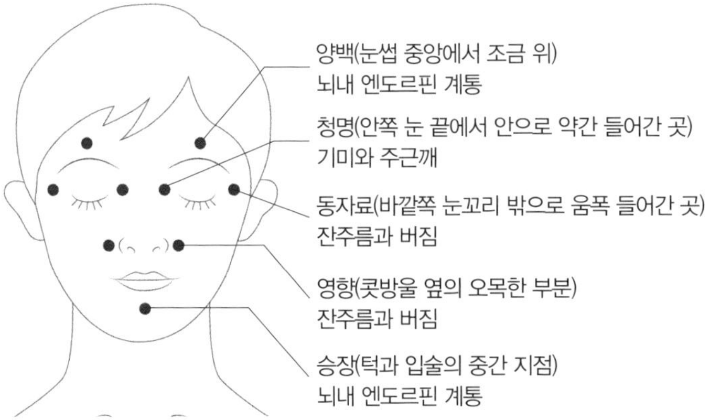

손가락 끝으로 누르기만 하면 된다. 손가락으로 누르는 방법은 검지와 중지를 겹치고 손끝에 힘을 주어 1, 2, 3, 1, 2, 3……을 반복하면서 세 번 누르고, 마지막 열 번째 정도에는 10초 정도 누른다. 이렇게 몇 번 되풀이한다. 세수하면서 급소를 누르기만 해도 뇌내 엔도르핀이 더욱 활발하게 분비된다.

메디컬 마사지는 중국 전통 지압법을 내가 현대식으로 개량한 것으로서 뇌내 엔도르핀 분비를 촉진한다. 우리 병원은 마사지를 무척 중요하게 생각하므로 주요 치료법으로 도입하고 있다. 그중에서 독자 여러분도 쉽게 따라 할 수 있는 방법을 소개하겠다.

두 사람이 함께하는 방법인데 먼저 한 사람이 엎드려 눕고, 다른 사람이 엎드린 사람의 등뼈 좌우를 손가락으로 위에서 아래로 누른다. 그러면 손가락이 쏙 들어가는 부분이 있는데 그곳이 급소(경혈)이다. 손으로 눌렀을 때 기분 좋은 가벼운 통증을 느끼는 부분이다. 처음에는 급소가 어디인지 몰라서 당황할 수 있지만 두세 번 하다 보면 그 자리를 익힐 수 있다. 부부가 번갈아 가면서 하면 좋다.

급소를 누르면 왜 기분이 좋아지고 그것이 몸에 어떤 영향을 미치며 어떻게 뇌내 엔도르핀이 나오는지 살펴보자. 동양의학에

그림 21 급소가 뇌와 내장에 미치는 영향

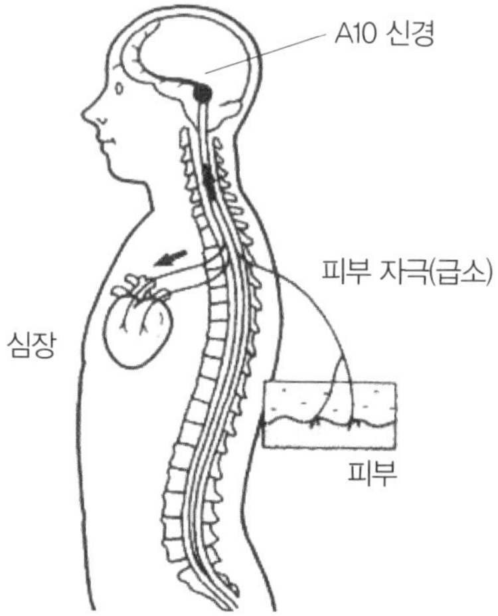

서는 지압이 급소를 자극해 두 가지 효과를 낸다고 말한다. 첫째는 혈액의 흐름을 원활하게 하고, 둘째는 뇌내 엔도르핀이 잘 분비되게 한다. 지압으로 피부를 적당히 자극하면 그 자극이 척추를 통해 내장과 뇌로 직접 전달된다. 즉, 척추에는 자극을 전달하는 신경계가 있다는 말이다.

피부에 자극을 주면 그 자극이 하나는 뇌로 올라가고, 또 하나는 자극을 받은 급소와 연결되어 있는 장기와 기관으로 향한다. 뇌로 간 자극 신경은 기분이 좋아져서 뇌내 엔도르핀 분비를 촉진하며, 내장과 기관으로 향한 자극 신경은 혈액의 흐름을 개선한다.

그 점은 메디컬 마사지를 하면서 적외선으로 변화를 측정해 확인되었다. 혈액순환이 잘되지 않아서 파랗게 비친 곳을 메디컬 마사지를 한 뒤 다시 촬영해보니 붉게 변해 있었다. 내장의 혈액이 원활하게 흐르고 있다는 증거이다.

혈액의 흐름이 막히면 몸에서 활성산소가 나온다. 혈액의 흐름이 원활하지 않으면 몸에 좋지 않다는 것은 현대 의학에서도 상식이지만 원래는 동양의학에서 예전부터 주장했던 내용이다. 활성산소의 존재가 밝혀지면서 비로소 서양의학에서도 그 사실을 인정하게 되었다.

혈액의 흐름이 원활하면 세포 조직은 노화하지 않는다. 노화는 혈액의 흐름이 악화되어 발생한 활성산소가 노화물질을 만들어내기 때문에 생긴다. 그러므로 혈액이 온몸에 구석구석 잘 돌게 하는 것이 가장 중요하다.

그렇다면 혈액의 흐름을 방해하는 물질은 무엇일까? 혈관에 쌓이는 콜레스테롤과 중성지방도 그 원인이지만 근육이 뭉치는 원인인 유산도 한몫한다. 유산은 혈관을 수축시킨다. 혈관이 수축하면 혈액순환이 나빠져 산소가 부족해진다. 그러면 산소를 사용하지 않고 에너지를 만들려고 하며 그래서 다시 유산이 생긴다. 몸에서는 이런 악순환이 반복된다. 이 악순환을 끊어주는 것이 동양의학의 지압이다.

어깨 등을 주무를 때 뭉치는 부분은 유산이 쌓인 곳이다. 그것이 바로 어깨 결림이다. 왜 유산이 쌓일까? 내장에서 혈액이 원활하게 흐르지 못하면 피가 잘 돌지 않는 부분과 신경이 연결된 근육에 유산이 쌓인다.

척추신경이 피부에 얼굴을 드러낸 것이 지각신경인데 지각신경은 척추에서 굵은 신경으로 나와서 피부에 얼굴을 내민다. 그런데 그 지각신경은 여러 갈래로 갈라져서 내장과 기관에도 연결되어 있다. 그 내부에 이상이 생기면 피부와 가까운 곳에 유산이 쌓이고, 이것이 그 부위가 결리는 증상으로 나타나면서 우리가 통증을 느끼는 것이다. 즉, 유산이 쌓이는 것은 그 계통의 어딘가에 이상이 생겼다고 알리는 구조 요청으로 생각해야 한다.

아무렇지도 않은 곳은 유산이 쌓여 있지 않으므로 결리는 증상이 나타나지 않는다. 즉, 급소를 눌러도 아프지 않다. 유산이 쌓인 곳을 누르면 통증을 느낀다. 이것은 유산이 스며 나와서 신경에 닿기 때문이다. 하지만 누르지 않을 때는 결린 부분도 통증을 느끼지 못하는데 이것은 쌓여 있는 유산 중 신경 주위에 있는 유산이 중화되어 있기 때문이다. 그런데 손으로 꾹 누르면 중화되지 않은 새로운 유산이 스며 나와 신경에 닿아서 통증을 느낀다.

이것은 뜨거운 물이 담긴 욕조에 몸을 담그고 있으면 열감이 점차 사라지지만, 움직이면 몸 주위에 있는 다른 물이 내 몸에 닿아 다시 뜨겁게 느껴지는 것과 같은 원리이다. 이런 상태가 되면 몸을 부드럽게 주물러서 혈액의 흐름을 원활하게 해야 한다. 동양의학의 경락은 '경로'라는 것을 상정하고 증상이 나타난 곳을 '경혈(급소)'이라고 부르며, 그곳을 주무름으로써 혈액순환을 개선해 병을 치료해왔다.

그림 22 경혈(급소)과 지각신경의 관계

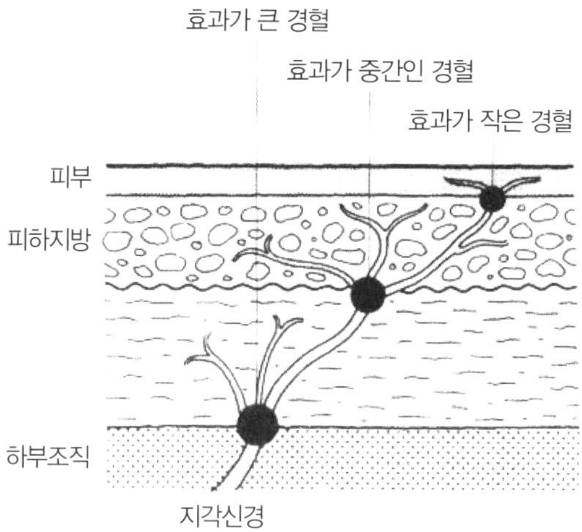

종종 지압에 관해 설명한 책을 보면 어디가 급소(경혈)이고 어디에 효과가 있다는 식으로 써놓았는데, 그 부분만 급소이고 그 부분을 누르지 않으면 효과가 없는 것은 아니다. 물론 〈그림 22〉처럼 효과가 큰 경혈과 작은 경혈이 있지만, 인간의 몸에 경혈이 없는 곳은 없다고 해도 과언이 아니다. 그러니 정확한 급소를 찾으려고 너무 애쓰지 말고 천천히 손가락에 힘을 주어 차분하게 눌러주면 된다.

처음에는 어디가 급소인지 몰라서 당황하겠지만 두세 번 하다 보면 곧 방법을 터득하게 된다. 어디가 급소인지 정확히 몰라도 눌러서 기분이 좋아지는 곳을 누르면 반드시 혈액의 흐름이 좋아진다.

지압의 효과는 개인마다 다르다. 어떤 사람은 위와 연결된 급소에서 뇌내 엔도르핀이 활발하게 분비되고, 어떤 사람은 장과 연결된 급소에서 뇌내 엔도르핀이 활발하게 분비된다. 실제로 해보면서 '여기를 누르니까 기분이 정말 좋다'는 곳이 있으면 그 곳을 좀 더 의식해서 눌러보자.

이 마사지를 앞에서 설명한 스트레칭(맨손체조)과 워킹, 자율훈련법과 명상, 식사 등과 함께 습관화하면 당신의 '뇌내혁명'은 한 발자국 더 나아가게 될 것이다.

4장

요약 정리

- 자율훈련법은 스스로 할 수 있는 자기최면법이다. 뇌에서 뇌내 엔도르핀이 잘 나오면 자연치유력도 높아진다. 특별한 도구 없이 질병 치료부터 스트레스 해소, 능력 개발까지 폭넓게 활용할 수 있다.
- 자율훈련법 중 가장 권하는 것은 '따뜻하다'고 느끼는 훈련법이다.
- 우리 몸에는 교감신경과 부교감신경이 있다. 교감신경이 작용할 때는 좌뇌 중심으로 몸이 긴장 상태에 있고, 부교감신경이 작용할 때는 몸의 긴장이 이완된다.
- 일상생활에서 부교감신경이 활성화되는 것은 잠잘 때뿐이다. 그것을 깨어 있을 때 할 수 있게 하는 것이 명상이며, 자율훈련법은 명상으로 들어가는 입구를 만들어준다.
- 깨어 있을 때 자기최면을 걸면 잠들어 있을 때보다 좌뇌와 우뇌가 쉽게 대화할 수 있다.

- 복식호흡을 하면 폐 밑에서 뇌내 엔도르핀의 친척뻘인 프로스타글란딘이라는 물질이 나온다. 이 호르몬은 혈액순환을 개선하며 부정맥, 호흡기 질환, 심장병, 고혈압에도 효과적이다.
- 스트레칭은 평소 사용하지 않는 근육을 누가 잡아당기듯이 쭉 펴주면서 근육에 자극을 준다. 근육을 증가시키면서 뇌를 활성화해 뇌내 엔도르핀을 분비하는 효과를 거둘 수 있다.
- 근육을 격렬하게 움직이는 운동을 하면 뼛속까지 피가 들어가지 못한다. 골다공증에는 가벼운 운동이 적합하다.
- 스트레칭을 하면 다음과 같은 효과가 있다.

  ① 활성산소를 분비하지 않고 근육을 붙인다.

  ② 뇌내 엔도르핀을 분비한다.

  ③ 성장호르몬이 나온다.

  ④ 지방을 연소한다.
- 워킹을 하면 다음과 같은 효과가 있다.

  ① 지방을 연소한다.

  ② 근육을 붙인다.

  ③ 명상 효과가 있다.
- 워킹을 할 때는 중간에 멈춰 서지 않아야 한다. 멈추면 효과가 반감한다.

- 워킹 속도는 처음 5분 동안은 1분에 50m 속도로, 몸이 풀리면 1분에 100m 속도로, 멈추기 전 5분 동안은 다시 느긋하게 걷는다.
- 뇌내 엔도르핀의 원료인 고단백 · 저칼로리 식사를 한다.
- 하루에 여러 번 세수를 하고 그때마다 얼굴의 급소를 잘 눌러준다. 그러면 기미와 주근깨가 사라지고 피부의 윤기를 유지하는 미용 효과뿐 아니라 내장 등의 기관에도 마사지 효과를 낼 수 있다.

참고문헌

니키 에쓰오(二木鋭雄) 외,《항산화물질(抗酸化物質)》

로버트 키스 월러스(Robert Keith Wallace),《The Neurophysiology of Enlightenment》

로버트 티저랜드,《향기요법(The Practice of Aromatherapy)》, 글이랑(절판)

리처드 레스택(Richard Restak),《Receptors》

모로오카 고지(師岡孝次),《장수의 건강과학(長寿の健康科学)》

빌 모이어스(Bill Moyers),《Healing and the Mind》

사쿠라이 구니토모(桜井 邦朋),《우주에는 의지가 있다(宇宙には意志がある)》

사토 도미오(佐藤 富雄),《백 세, 백 명, 백 가지의 지혜(百歳' 百人' 百様の知恵)》

야모리 유키오(家森幸男),《장수의 비결》, 이목(절판)

엘리엇 대커(Elliott S. Dacher),《PNI(Body Healing Program)》

일본의사회 잡지, 111권 2호, 일본의사회

제럴드 에델만, 줄리오 토노니,《뇌의식의 우주 : 물질은 어떻게 상상이 되었나》, 한언

플로이드 블룸(Floyd E. Bloom),《뇌의 탐험》

하야시 슌이치로(林峻一郎),《스트레스의 초상(ストレスの肖像)》

핫토리 유이치(服部 雄一),《多重人格》

호시 게이코(星恵子),《스트레스와 면역(ストレスと免疫)》

중 앙 생 활 사 Joongang Life Publishing Co.
중앙경제평론사 | 중앙에듀북스 Joongang Economy Publishing Co./Joongang Edubooks Publishing Co.

중앙생활사는 건강한 생활, 행복한 삶을 일군다는 신념 아래 설립된 건강 · 실용서 전문 출판사로서
치열한 생존경쟁에 심신이 지친 현대인에게 건강과 생활의 지혜를 주는 책을 발간하고 있습니다.

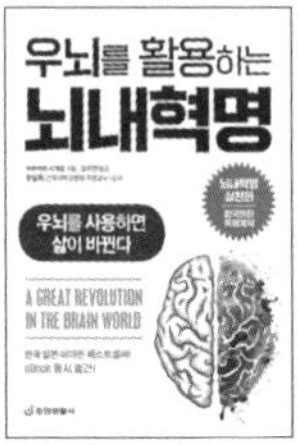

우뇌를 활용하는 뇌내혁명 우뇌를 사용하면 삶이 바뀐다

초판 1쇄 발행 | 2021년 5월 7일
초판 2쇄 발행 | 2024년 5월 15일

지은이 | 하루야마 시게오(春山茂雄)
감 수 | 한설희(SeolHeui Han, M.D., Ph.D.)
옮긴이 | 오시연(SiYeon Oh)
펴낸이 | 최점옥(JeomOg Choi)
펴낸곳 | 중앙생활사(Joongang Life Publishing Co.)

대 표 | 김용주
책임편집 | 김미화
본문디자인 | 박근영

출력 | 영신사 종이 | 한솔PNS 인쇄 · 제본 | 영신사

잘못된 책은 구입한 서점에서 교환해드립니다.
가격은 표지 뒷면에 있습니다.

ISBN 978-89-6141-270-4(03510)

원서명 | 脳内革命〈2〉ーこの実践方法が脳と体を生き生きさせる

등록 | 1999년 1월 16일 제2-2730호
주소 | ㊄ 04590 서울시 중구 다산로20길 5(신당4동 340-128) 중앙빌딩
전화 | (02)2253-4463(代) 팩스 | (02)2253-7988
홈페이지 | www.japub.co.kr 블로그 | http://blog.naver.com/japub
네이버 스마트스토어 | https://smartstore.naver.com/jaub 이메일 | japub@naver.com
♣ 중앙생활사는 중앙경제평론사 · 중앙에듀북스와 자매회사입니다.